妇产科护理学实训指导

主编 简 萍 王 娴

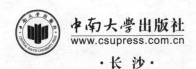

中南大学出版社
www.csupress.com.cn
·长沙·

编委会

主　编　简　萍　王　娴

副主编　王传美　罗红娴

编　者　王　娴(黔西南民族职业技术学院)

　　　　王传美(黔西南民族职业技术学院)

　　　　李勺娥(黔西南民族职业技术学院)

　　　　罗红娴(黔西南民族职业技术学院)

　　　　段　虹(黔西南民族职业技术学院)

　　　　简　萍(黔西南民族职业技术学院)

　　　　黎　娜(黔西南民族职业技术学院)

前　言

　　《妇产科护理学》是护理和助产专业的核心课程之一，是一门集理论知识与实践技能操作并重的学科。本书是根据高职学生特点，结合学校实验实训的条件进行编写，主要适用于护理和助产专业学生使用。

　　本书分为实训指导、知识点梳理和习题集三部分内容。实训指导的编写围绕理论教材内容，针对本学科必须具备的相关实训操作，提高学生的实际动手能力，同时巩固所学理论知识，达到理论与实践相结合的目的。实训指导包括十七个实训项目，每个实训项目中包括实训目的、操作准备、操作方法和步骤、实训要求与注意事项、分析与思考，在大部分实训中加入了插图、操作流程及附有考核评分标准。插图能使实训操作的理论与实践更好地结合，有利于学生掌握操作要领。操作流程图把实训项目中每一步简单明了地展示了出来，对于较为重要或复杂的操作中均有说明。这样的安排能让学生更加清楚操作程序，能抓住实训操作的重要环节及注意事项。实训项目后面的考核评分标准，根据操作考核的重点不同而有不同的分值参考，便于教师实训课结束后能按统一的标准对学生进行考核。知识点梳理部分紧扣国家护士资格考试大纲，涵盖了妇产科护理学全部的章节，共有 300 余条知识点，是老师们对书本重点知识的的概括、精简。知识点梳理部分能使学生更好地复习和巩固理论知识，有利于本学科的学习。书本后面还设有习题集，题型基本与全国护士资格考试的题型一致，均为单项选择题，包括 A1 型题、A2 型题、A3/A4 型题和 B1 型题。题目针对章节的重点、难点知识，让学生能在理论及实训课程后及时复习、巩固知识点，提高分析问题、解决问题的能力，提高护士资格考试通过率。

本书实训指导部分由简萍、罗红娴、王娴、王传美编写，知识点梳理部分由王娴、简萍编写，习题集部分由王娴、简萍、王传美、罗红娴、黎娜、段虹、李匀娥编写。在编写过程中得到学院及各位编者的大力支持，在此表示衷心感谢。由于编写时间仓促和编者的经验及水平有限，书中难免存在错误和不当之处，恳请同行专家和广大师生提出宝贵意见，以便再次修订时纠正和改进。

简萍　王娴

2020 年 7 月

目　录

实训一

孕期腹部检查

【实训目的】

1.通过测量孕妇宫高、腹围可以初步估计胎儿大小,并判断胎儿大小与妊娠周数是否相符。

2.通过腹部四步触诊明确胎产式、胎先露及胎方位,了解胎先露是否衔接以及衔接的程度。

3.通过胎心听诊监测胎儿在宫内的情况。

【操作准备】

1.用物准备:孕妇腹部检查模型,胎心听筒,软尺,笔,孕妇保健手册等。

2.操作者准备:修剪指甲,七步洗手法洗手,温暖双手。

【操作方法和步骤】

孕妇排空膀胱后仰卧位,暴露腹部,两腿略屈曲稍分开(仰卧屈膝位),放松腹部,检查者站在孕妇右侧。

(一)视诊

观察腹部形态、大小,注意有无水肿、手术瘢痕及妊娠纹等。

(二)触诊

1.先用软尺测宫高及腹围,宫高是从宫底到耻骨联合上缘的距离(图1.1),腹围是经肚脐绕腹一周的数值(图1.2)。

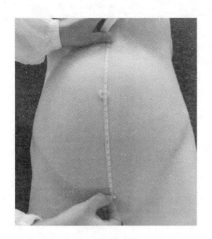

图1.1　测宫高

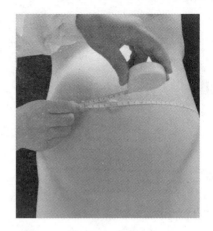

图1.2　测腹围

2. 进行腹部四步触诊：前三步操作是检查者面向孕妇头端，第四步操作是检查者面向孕妇足端。

第一步：触宫底（图1.3）。检查者双手置于子宫底部，向下稍加按压，了解子宫外形并摸清子宫底高度，估计胎儿大小与妊娠周数是否相符。然后用双手指腹触摸，判断子宫底部的胎儿部分是胎头还是胎臀。若为胎头，则圆而硬，容易推动且有浮球感；若为胎臀，则宽而软，形态不规则。

第二步：分辨胎背及胎儿四肢位置（图1.4）。检查者两手分别放于腹壁两侧，一手固定，另一手轻轻向对侧深按。两手交替操作，仔细分辨胎背和胎儿肢体的位置。若触及平坦而饱满的部分为胎背，并确定胎背方向，若触及高低不平可变形的部分则为胎儿肢体，有时可以感觉到胎儿肢体在活动。

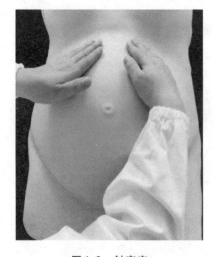

图1.3　触宫底

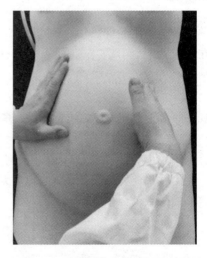

图1.4　分辨胎背及胎儿四肢位置

第三步：确定胎先露（图1.5）。检查者右手在耻骨联合上方摸清胎先露；然后右手拇指与其余四指分开，放在耻骨联合上方握住胎先露部，再次复核是胎头还是胎臀，并左右推动判断是否衔接。若胎先露部未衔接(未入盆)可被推动,若已衔接(已入盆)则不能被推动。

第四步:确定入盆程度(图1.6)。检查者两手分别放在胎先露部的两侧,沿着骨盆入口处深按,核对先露部入盆程度。若检查者的手指能伸入胎先露与耻骨联合之间,且胎先露能活动说明尚未入盆,即胎先露浮动。若检查者的手指不能伸入胎先露与耻骨联合之间,且胎先露不能活动说明已入盆,即胎先露固定。若检查者的手指仅指尖能伸入胎先露与耻骨联合之间,且胎先露稍能活动为半固定。

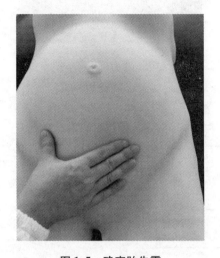 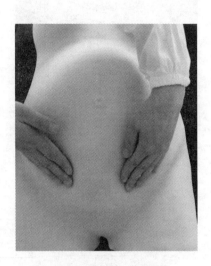

图1.5　确定胎先露　　　　　　　　　　　图1.6　确定入盆程度

(三)听诊

胎心音听诊的部位应在贴近胎背的孕妇腹壁处,其中枕左前位在孕妇肚脐左下方听诊(图1.7),枕右前位在孕妇肚脐右下方听诊(图1.8),骶左前位在孕妇肚脐左上方听诊(图1.9),骶右前位在孕妇肚脐右上方听诊(图1.10)。根据胎方位的不同,将胎心听筒置于孕妇腹壁相应的部位,计数1分钟的胎心音次数。

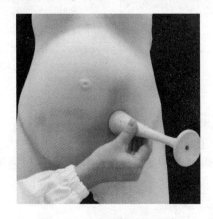 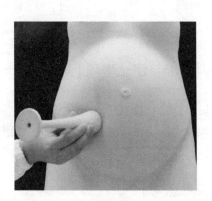

图1.7　枕左前位胎心听诊　　　　　　　　图1.8　枕右前位胎心听诊

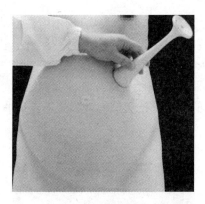

图 1.9　骶左前位胎心听诊

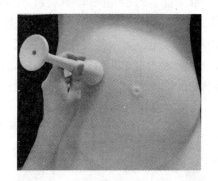

图 1.10　骶右前位胎心听诊

【操作流程】

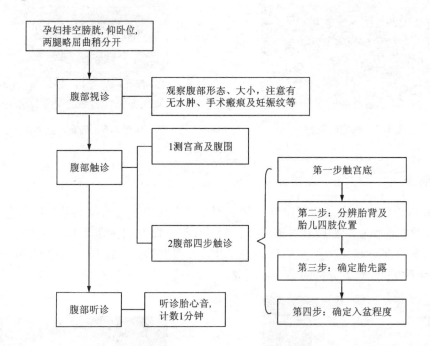

孕妇排空膀胱,仰卧位,两腿略屈曲稍分开

腹部视诊 —— 观察腹部形态、大小,注意有无水肿、手术瘢痕及妊娠纹等

腹部触诊 —— 1测宫高及腹围

2腹部四步触诊

第一步触宫底

第二步:分辨胎背及胎儿四肢位置

第三步:确定胎先露

第四步:确定入盆程度

腹部听诊 —— 听诊胎心音,计数1分钟

【实训要求与注意事项】

1.操作者根据腹部四步触诊来判定胎方位,然后在腹部相应的位置进行胎心听诊。

2.检查前嘱孕妇排空膀胱;检查结束后协助孕妇坐起和下检查床。

3.关心爱护孕妇,动作轻柔,态度和蔼。注意保暖及保护孕妇隐私(用布帘/屏风遮挡)。

【分析与思考】

1.测量孕妇模型的宫高、腹围分别是多少?请估算胎儿体重。

2.孕妇模型的胎方位是什么?应该在哪儿进行胎心听诊?

孕期腹部检查考核评分标准

项目		考核点及要求	分值	得分
目的(10分)		通过测量宫高、腹围来估计胎儿大小与孕周是否相符,通过四步触诊了解胎产式、胎先露、胎方位及先露入盆程度	10	
准备(10分)		1.用物:孕妇腹部检查模型,胎心听筒,软尺,笔,孕妇保健手册	3	
		2.孕妇:嘱孕妇排空膀胱,仰卧屈膝位,抬高床头15°~20°,暴露腹部	4	
		3.操作者:修剪指甲,七步洗手法洗手(口述),温暖双手	3	
评估要点(3分)		评估环境、温度、隐蔽程度、光线及孕妇的反应	3	
操作(73分)	测量宫高和腹围	找到耻骨联合上缘、宫底位置准确	5	
		测量宫高、腹围方法正确,判断宫高、腹围是否与孕周相符	8	
	第一步手法	检查者站立在孕妇右侧,面向孕妇头端	2	
		双手指腹触摸,判断子宫底部的胎儿部分是胎头还是胎臀;检查手法正确,动作轻柔	6	
		判断宫底胎儿部分正确	5	
	第二步手法	检查者站立在孕妇右侧,面向孕妇头端	2	
		两手分别放于腹壁两侧;一手固定,另一手轻轻向对侧深按,两手交替操作;检查手法正确,动作轻柔	6	
		分辨胎背及胎儿四肢位置正确	5	
	第三步手法	检查者站立在孕妇右侧,面向孕妇头端	2	
		右手拇指与其余四指分开,置于耻骨联合上方握住胎儿先露部,左右推动以确定是否衔接;检查手法正确,动作轻柔	6	
		确定胎儿先露部正确	5	
	第四步手法	检查者站立在孕妇右侧,面向孕妇足端	5	
		两手分别放在胎先露部的两侧,沿着骨盆入口处深按,核对先露部入盆程度。检查手法正确,动作轻柔	8	
		确定胎儿先露入盆程度正确	5	
	操作后处理	协助孕妇穿好衣裤后缓慢坐起,消毒双手、整理用物并记录检查结果(口述)	3	
评价(4分)		沟通交流有技巧,语言通俗易懂,体现人文关怀,爱伤观念强,孕妇满意,注意保暖及保护孕妇隐私(用布帘/屏风遮挡)	4	
总分			100	

实训二

骨盆外测量

【实训目的】

通过骨盆外测量可间接了解骨盆腔的形态、大小,从而为评估胎儿能否顺利经阴道分娩提供参考。

【操作准备】

1.用物准备:骨盆外测量模型,骨盆外测量器(图2.1),笔,孕妇保健手册等。

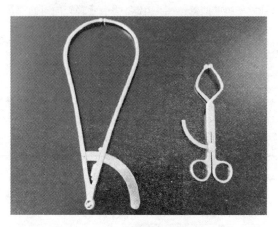

图2.1 骨盆外测量器

2.操作者准备:修剪指甲,七步洗手法洗手,温暖双手。

【操作方法和步骤】

孕妇排空膀胱,仰卧于检查床上,抬高床头15°~20°,暴露腹部,根据测量径线在操作者指导下采取正确体位。

1.髂棘间径:取仰卧位,双腿伸直,测量两髂前上棘外缘的距离,正常值为23~26 cm(图2.2)。

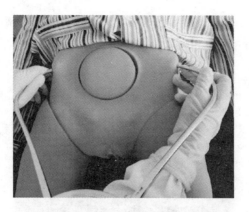

图2.2 测量髂棘间径

2.髂嵴间径:取仰卧位,双腿伸直,测量两髂嵴外缘间最宽的距离,正常值为25～28 cm(图2.3)。

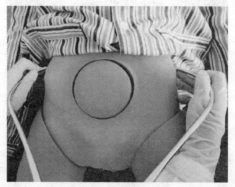

图2.3 测量髂嵴间径

3.骶耻外径:取左侧卧位,左腿屈曲,右腿伸直。测量第5腰椎棘突下至耻骨联合上缘中点的距离,正常值为18～20 cm(图2.4)。第5腰椎棘突下在髂嵴后连线中点下1～1.5 cm处或米氏菱形窝上角。

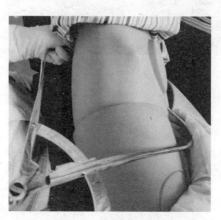

图2.4 测量骶耻外径

4. 坐骨结节间径：取仰卧位，两腿弯曲分开，双手抱双膝。测量两坐骨结节内侧缘的距离，正常值为 8.5 ~ 9.5 cm(图 2.5)。

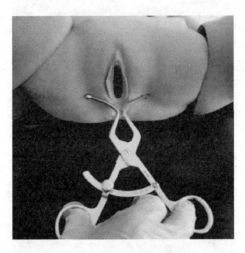

图 2.5　测量坐骨结节间径

5. 耻骨弓角度：两手拇指指尖斜着对拢置于耻骨联合下缘，左右两拇指平放在耻骨降支上面，测量两拇指间角度，正常值为 90°，小于 80°为不正常(图 2.6)。此角度反映骨盆出口横径的宽度。

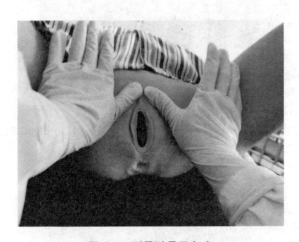

图 2.6　测量耻骨弓角度

【操作流程】

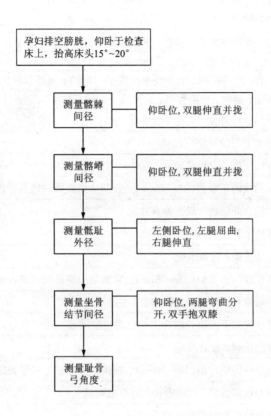

孕妇排空膀胱，仰卧于检查床上，抬高床头15°~20°

测量髂棘间径 —— 仰卧位，双腿伸直并拢

测量髂嵴间径 —— 仰卧位，双腿伸直并拢

测量骶耻外径 —— 左侧卧位，左腿屈曲，右腿伸直

测量坐骨结节间径 —— 仰卧位，两腿弯曲分开，双手抱双膝

测量耻骨弓角度

【实训要求与注意事项】

1. 首先向孕妇解释检查的项目及其重要性以取得配合。
2. 协助孕妇采取相应的体位，注意保护孕妇隐私(用布帘/屏风遮挡)。
3. 骨盆外测量各径线的体表标志确定正确，测量器的使用及握持方法正确。

【分析与思考】

1. 同学间互相进行骨盆外测量并记录结果。
2. 分析该同学骨盆外测量的径线是否正常？

骨盆外测量操作评分标准

项目		考核点及要求	分值	得分
目的(6分)		通过骨盆外测量可间接了解骨盆腔大小,从而为评估胎儿能否顺利经阴道分娩提供参考	6	
准备(6分)		1.用物:骨盆外测量器,笔,孕妇保健手册	2	
		2.孕妇:嘱孕妇排空膀胱,卧床,抬高床头15°~20°	2	
		3.操作者:修剪指甲,七步洗手法洗手(口述),温暖双手	2	
评估要点(3分)		评估环境、温度、隐蔽程度、光线及孕妇的反应	3	
操作(80分)	测量髂棘间径	协助孕妇取仰卧位,双腿伸直并拢	3	
		两侧髂前上棘位置定位准确	5	
		测量方法正确,读数准确	3	
		说出该径线的正常值(23~26cm),判断孕妇髂棘间径是否正常	5	
	测量髂嵴间径	协助孕妇取仰卧位,双腿伸直并拢	3	
		两侧髂嵴位置定位准确	5	
		测量方法正确,读数准确	3	
		说出该径线的正常值(25~28cm),判断孕妇髂嵴间径是否正常	5	
	测量骶耻外径	协助孕妇取左侧卧位,右腿伸直、左腿屈曲	5	
		第5腰椎棘突下及耻骨联合上缘位置定位准确	5	
		测量方法正确,读数准确	3	
		说出该径线的正常值(18~20cm),判断孕妇骶耻外径是否正常	5	
	测量坐骨结节间径	协助孕妇取仰卧位,两腿弯曲,双手抱双膝	5	
		两侧坐骨结节内侧缘位置定位准确	5	
		测量方法正确,读数准确	3	
		说出该径线的正常值(8.5~9.5cm),判断孕妇坐骨结节间径是否正常	5	
	测量耻骨弓角度	判断检查者两拇指是否分别置于耻骨降支上	5	
		测量角度正确,并判断其角度是否正常	5	
	操作后处理	协助孕妇穿好衣裤后缓慢坐起,消毒双手并记录检查结果(口述)	2	
评价(5分)		操作程序正确、动作规范、操作熟练,操作结束后洗手、整理用物	2	
		态度和蔼可亲,沟通有效,体现人文关怀,注意保护孕妇隐私,冬季注意保暖	3	
总分			100	

实训三

妊娠试验、孕期检查表填写及妊娠图绘制

【实训目的】

1. 通过尿妊娠试验可以辅助诊断早期妊娠。

2. 通过收集完整的孕期资料，可以动态了解孕期身体状况及胎儿生长发育情况，及早发现异常并处理。

【操作准备】

早孕试纸，尿杯，红笔、蓝笔，直尺，孕妇保健手册等。

【操作方法和步骤】

(一) 妊娠试验

全班分组后让同学用尿杯准备尿液待用，将早孕试纸标有 MAX 的一端浸入尿液中几秒钟后取出，5 分钟内读取结果。若在白色显示区上下呈现两条红线为阳性，表明受检者尿中含 HCG，早孕可能性大，可协助诊断早期妊娠。若在白色显示区仅呈现一条红线为阴性，表明受检者尿中无 HCG，目前可以排除早期妊娠，但可以在一周后复测。

(二) 孕期检查表填写

初检记录：

日期_____年____月____日，孕周计划(内/外)_____

孕次_____产次_____末次月经_____预产期_____

既往史：心脏病_____贫血_____高血压_____精神病_____

甲状腺功能异常_____肾炎_____肝炎_____结核_____

糖尿病_____血液病_____过敏其他_____

家族史：精神性疾病_____遗传性疾病_____其他_____

异常孕产史：自然流产_____次，人工流产(引产、药流)_____次，葡萄胎_____次，死胎_____次，死产_____次，早产_____次，宫外孕_____次，难产_____次，生育出生缺陷儿_____次，缺陷诊断：

孕早期情况：阴道出血_____病毒感染_____接触放射线_____

剧吐_____发热_____大量服药_____长期接触毒物_____

孕前6个月内服用避孕药_____吸烟_____

被动吸烟_____酗酒_____

体格检查：身高_____cm，体重_____kg，基础血压_____mmHg

心_____肺_____脾_____四肢_____营养_____

妇科检查：外阴_____阴道_____宫颈_____子宫_____附件_____

骨盆测量：髂前上棘间径_____cm，髂嵴间径_____cm

骶耻外径_____cm，坐骨结节间径_____cm

化验检查：血红蛋白(g/L)血型_____蛋白尿_____

尿糖_____梅毒检查_____肝功能_____HIV 抗体_____

其他化验检查_____

高危因素：

检查单位：　　　　　　　签名：

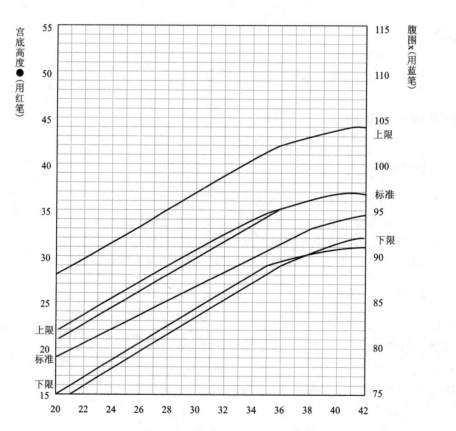

(四) 产前检查记录

检查时间	孕周	体重(/kg)	血压(/mmHg)	宫高(/cm)	腹围(/cm)	胎位	胎心音(次/min)	先露	浮肿	蛋白尿	高危评分	高危因素	处理	预约	检查单位	医生签字

【实训要求与注意事项】

1. 用尿杯接一小半杯尿即可。
2. 详细询问孕妇情况并如实填写。
3. 绘制妊娠图要细心、整洁，正确无误。

【分析与思考】

全班分组后每一组进行尿妊娠试验结果判定。

实训四

阴道检查及绘制产程图

【实训目的】

通过阴道检查或肛门检查了解宫口扩张和胎先露下降情况，绘制出宫口扩张曲线、胎先露下降曲线，分析产程进展情况，以动态观察产程进展是否顺利。

【操作准备】

1. 用物准备：①无菌手套，孕产妇病历，无菌干纱球数个，0.1%碘伏，一次性妇检垫，大棉签，洞巾，无菌润滑剂。②病历夹，产程图记录纸，红笔，蓝笔，直尺。
2. 孕妇准备：协助孕妇脱去裤子，呈屈膝仰卧位，双膝屈曲向外分开。
3. 操作者准备：修剪指甲，七步洗手法洗手，戴无菌手套。

【操作方法和步骤】

(一)阴道检查

1. 常规消毒外阴，检查者左手拇指和示指分开小阴唇，右手示指和中指涂消毒润滑剂后，右手中、示指掌面向骶骨方向下压直肠轻轻伸入产妇阴道内。必要时右手须全部伸入阴道内进行检查。
2. 检查内容
(1)观察外阴阴道发育情况，有无水肿、瘢痕挛缩等异常，阴道弹性和通畅度。
(2)了解宫颈管是否消失，宫颈软硬度、厚度、位置及有无水肿，宫口扩张程度。
(3)确定胎先露及评估胎先露与坐骨棘的关系。
(4)触摸骶骨岬突出度、骶骨弧度、骶尾关节活动度，坐骨棘的突出度，坐骨切迹宽度。

(二)绘制产程图

1. 产程图横坐标为临产时间，左侧纵坐标为宫口扩张程度，右侧纵坐标为胎先露下降程度。
2. 绘制宫口扩张曲线：以规律宫缩出现的时间为起点，计算每次检查时的产程进展时间，并以此为横坐标数值，阴道检查所得宫口扩张程度为左侧纵坐标数值。在产程图中以红笔画"O",前后两次"O"标志点之间用红色直线连接。

3.绘制胎先露下降曲线：以规律宫缩出现的时间为起点,计算每次检查时的产程进展时间,并以此为横坐标数值,阴道检查所得的胎先露高低为右侧纵坐标数值。在产程图中用蓝笔画"x",前后两次"x"标志点之间用蓝色直线连接。

4.在分娩时间点相应位置上画红色圈中加蓝色点。

【实训要求与注意事项】

1.首先向孕妇解释检查的项目及其重要性以取得配合。

2.阴道检查时注意无菌操作,动作轻柔;注意保护孕妇隐私(用布帘/屏风遮挡)。

3.检查后协助孕妇穿好衣裤,帮助其缓慢坐起,询问有无不适。告知孕妇检查结果并记录在孕产妇病历上。

【分析与思考】

某孕妇 G_2P_0 孕 39 周,待产 LOA,于临晨 2 点出现规律宫缩：30 秒/5~6 分钟,胎心 140 次/分。入院后肛门检查情况如下：

肛查时间	产程时间(h)	宫口扩张情况(cm)	胎先露下降情况(cm)
4AM		1	−4
8AM		2	−2
10AM		3	−1
12NM		5	0
14PM		8	+2
15PM		10	+4

请根据肛门检查结果绘制产程图。

阴道检查及绘制产程图考核评分标准

项目		考核点及要求	分值	得分
目的(6分)		通过阴道检查或肛门检查了解宫口扩张和胎先露下降情况,绘制出宫口扩张曲线、胎先露下降曲线,分析产程进展情况,以动态观察产程进展是否顺利	6	
准备 (7分)	1.用物:	无菌手套,孕产妇病历,无菌干纱球数个,0.1%碘伏,一次性妇检垫,大棉签,洞巾,无菌润滑剂	3	
		病历夹,产程图记录纸,红笔,蓝笔,直尺	2	
	2.操作者:修剪指甲,七步洗手法洗手(口述)		2	
评估要点 (3分)	评估环境、隐蔽程度,注意询问阴道检查中孕妇有无不适		3	
操作 流程 (78分)	1.阴道 检查	常规消毒外阴,检查者左手分开小阴唇,右手示指和中指涂消毒润滑剂后伸入产妇阴道内	5	
		观察外阴阴道发育情况	5	
		了解宫颈管是否消失,宫颈软硬度、厚度、位置及有无水肿	8	
		判断宫口扩张程度	10	
		确定胎先露及评估胎先露与坐骨棘的关系	10	
		触摸骶骨岬突出度、骶骨弧度、骶尾关节活动度,坐骨棘的突出度,坐骨切迹宽度	6	
	2.绘制 产程图	产程图横坐标为临产时间,纵坐标为宫口开大程度,右侧纵坐标为胎头下降程度	5	
		产程时间计算正确	8	
		宫口扩张程度以红色"○"标注在产程图相应位置,并把相邻的"○"自左下向右上用红色连成线	8	
		胎头下降程度以蓝色"×"标注在产程图相应位置,并把相邻的"×"自左上向右下用蓝笔连成线	8	
		在分娩时间相应位置上画红色圈中加蓝色点	5	
评价 (6分)	阴道检查是否做到关爱、尊重孕妇,是否注意保护孕妇隐私		3	
	产程图绘制规范、完整、无涂改		3	
总分			100	

实训五

产时会阴冲洗、消毒

【实训目的】

通过会阴冲洗、消毒能减少感染机会，保证母婴的健康。

【操作准备】

1. 用物：高级妇科训练模型，无菌包（内装弯盘2个、卵圆钳2把），无菌干纱布缸，纱球罐（内置消毒干纱球），20%肥皂液，0.5%聚维酮碘（碘伏）棉球缸，持物钳，卵圆钳，冲洗壶，温开水1000 mL（水温39℃~41℃），无菌治疗巾1块，便盆，一次性会阴垫，污物桶。

2. 操作者准备：修剪指甲，七步洗手法洗手，室内温湿度适宜，注意遮挡。

【操作方法和步骤】

1. 协助产妇脱去裤子，呈屈膝仰卧位，双膝屈曲向外分开。给产妇臀下垫便盆，产床下准备污物桶。

2. 冲洗前用消毒干纱布堵住阴道口。

3. 用卵圆钳夹取干净的消毒棉球，手提起装有肥皂液的水壶，一边冲一边擦洗。

4. 温肥皂水冲洗的顺序是：阴阜→大腿内上1/3→大阴唇→小阴唇→会阴→肛门周围。原则是自上而下、自外向内，初步用肥皂水冲净会阴部的污垢、分泌物和血迹。

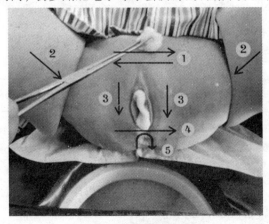

图5.1 会阴冲洗

5.温肥皂水冲洗后,即可把堵住阴道口的纱布取掉,然后用温开水冲掉肥皂水,冲洗顺序同上(图 5.1)。

6.会阴冲洗完毕后取出臀下的便盆,垫一次性会阴垫。

7.用 0.5% 聚维酮碘(碘伏)棉球消毒外阴。

消毒顺序为:大阴唇→小阴唇→阴阜→大腿内上 1/3→会阴→肛门周围(图 5.2)。消毒原则是自内向外、自上而下,并将消毒后的棉球丢弃。

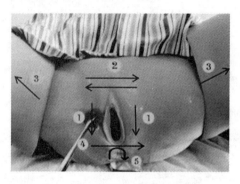

图 5.2　会阴消毒

【操作流程】

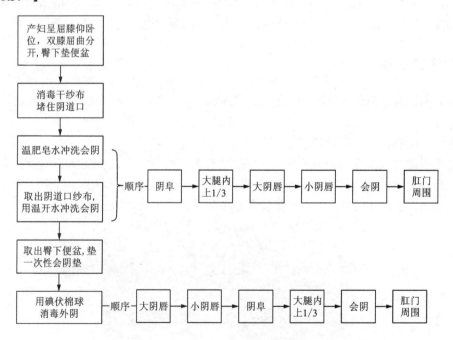

【实训要求与注意事项】

1.初产妇宫口开全,经产妇宫口扩张 4cm 且宫缩规律有力,开始会阴冲洗和消毒。

2.会阴冲洗、消毒过程中臀部不要抬起,以免污水流入后背。

3.宫缩时不要左右翻动,以免影响消毒效果,产妇双手不触碰消毒区。

19

4.冲洗阴阜及大腿内上 1/3 时,是自上而下进行;在消毒阴阜及大腿内上 1/3 时,是由下往上消毒。

【分析与思考】

在会阴冲洗、会阴消毒中有哪些不同之处?

产时会阴冲洗、消毒考核标准

项目	考核点及要求	分值	得分
目的 (4分)	通过会阴冲洗、消毒能减少感染机会,保证母婴的健康	4	
准备 (13分)	1.用物:无菌包,无菌干纱布缸,纱球罐,20%肥皂液,0.5%聚维酮碘棉球缸,持物钳,卵圆钳,冲洗壶,温开水(水温39℃~41℃),无菌治疗巾,便盆,一次性会阴垫,污物桶	5	
	2.产妇:呈屈膝仰卧位,双膝屈曲向外分开	4	
	3.操作者:修剪指甲,七步洗手法洗手(口述),室内温湿度适宜,注意遮挡患者	4	
评估要点 (3分)	评估环境、温度、隐蔽程度,评估产程的进展及产妇的反应	3	
操作 (65分)	给产妇臀下垫便盆,产床下准备污物桶	5	
	冲洗前用消毒干纱布堵住阴道口	5	
	用卵圆钳夹取干净的消毒棉球,手提起装有肥皂液的水壶,一边冲一边擦洗	5	
	温肥皂水冲洗顺序:阴阜→大腿内上 1/3→大阴唇→小阴唇→会阴→肛门周围,大腿内上 1/3 是由上往下冲洗	20	
	温肥皂水冲洗后,即可把堵住阴道口的纱布取掉,然后用温开水冲掉肥皂水,冲洗顺序同上	5	
	会阴冲洗完毕后取出臀下的便盆,垫一次性会阴垫	5	
	用 0.5%聚维酮碘(碘伏)棉球消毒外阴,顺序为:大阴唇→小阴唇→阴阜→大腿内上 1/3→会阴→肛门周围,大腿内上 1/3 是从大腿根部向外侧消毒	20	
注意事项 (10分)	初产妇宫口开全,经产妇宫口扩张 4cm 且宫缩规律有力,开始会阴冲洗和消毒	4	
	会阴冲洗、消毒过程中臀部不要抬起,以免水流入后背	3	
	宫缩时不要左右翻动,以免影响消毒效果,产妇双手不触碰消毒区	3	
评价 (5分)	操作准确、熟练,无菌观念强,爱伤观念强,关心产妇(为产妇擦汗、喂水等),整理用物	5	
总分		100	

实训六

产时铺无菌巾

【实训目的】

通过产时铺无菌巾操作，使分娩在一个无菌区域内完成，避免和降低产妇及新生儿感染的机会，为接产做好准备。

【操作准备】

1. 用物：无菌产包(手术衣2件、垫单1块、腿套2只、洞巾1块、治疗巾2块)，无菌器械包(内有聚血器1个、弯盘2个、血管钳3把、会阴侧切剪1把、线剪1把、脐带剪1把、带尾线纱布卷1个、洗耳球1个、纱布若干、棉球若干、无菌持物钳1把)，无菌手套2副，智能分娩机转模型，产床。

2. 操作者准备：修剪指甲，戴口罩、帽子，外科洗手后，取屈肘手高姿势进入分娩室。

【操作方法和步骤】

产妇呈屈膝仰卧位，会阴冲洗、消毒完毕。巡回护士按无菌操作原则将无菌产包打开，将吸痰管、新生儿脐带护理包、无菌手套等置于打开的产包中。

1. 铺臀下垫单：操作者双手提起垫单的上端两角拉平，两端的折角将双手包住。在宫缩间歇期时嘱产妇抬高臀部，将垫单的反折面朝上平铺于产床上，垫单的上端达骶后上棘处。

2. 穿两侧裤腿：先穿对侧裤腿，再穿近侧裤腿。操作者双手伸入腿套反折面，嘱产妇抬腿后自下而上拉腿套至大腿根部。

3. 铺洞巾：洞口位置在会阴正中，依次展开洞巾上方、下方、左侧及右侧，不能随意移动洞巾位置。

4. 穿手术衣、戴手套。

5. 会阴部放置治疗巾1块，并将治疗巾叠成手掌大小，以便保护会阴时用。

6. 将一止血钳套上气门芯2个。

7. 整理器械台上用物，按接生使用顺序摆放整齐。断脐器械放置在器械台左侧靠近产床，缝合器械置于弯盘内摆放在器械台近端下角。聚血器放在器械台近端上角，纱布等放置在器械台远端上角。

【操作流程】

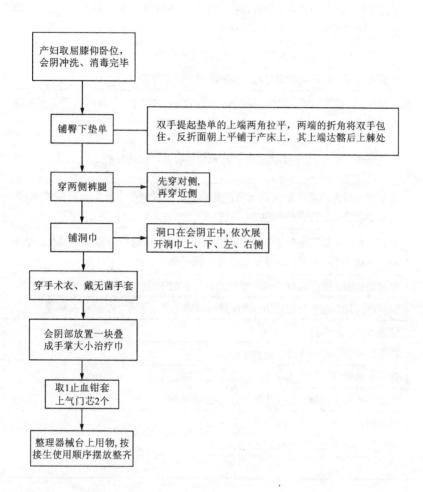

```
产妇取屈膝仰卧位,
会阴冲洗、消毒完毕
        ↓
   铺臀下垫单 ─────→ 双手提起垫单的上端两角拉平,两端的折角将双手包
                    住。反折面朝上平铺于产床上,其上端达骶后上棘处
        ↓
   穿两侧裤腿 ─────→ 先穿对侧,
                    再穿近侧
        ↓
     铺洞巾 ─────→ 洞口在会阴正中,依次展
                    开洞巾上、下、左、右侧
        ↓
穿手术衣、戴无菌手套
        ↓
会阴部放置一块叠
成手掌大小治疗巾
        ↓
取1止血钳套
上气门芯2个
        ↓
整理器械台上用物,按
接生使用顺序摆放整齐
```

【实训要求与注意事项】

1. 严格无菌操作,不污染接产器械及产台。
2. 铺臀下垫单时,应将垫单上端展开铺平整。操作过程中不能接触产床其他区域。

【分析与思考】

在铺臀下垫单时,怎样操作才能避免双手接触产床其他区域?

产时铺无菌巾考核评分标准

项目	考核点及要求	分值	得分
目的 (6分)	通过产时铺无菌巾操作,使分娩在一个无菌区域内完成,避免和降低产妇及新生儿感染的机会,为接产做好准备	6	
准备 (12分)	1.用物:无菌产包,无菌器械包,无菌持物钳,无菌手套,产床	5	
	2.受术者:产妇呈屈膝仰卧位,会阴冲洗、消毒完毕	3	
	3.操作者:修剪指甲,戴口罩帽子,外科洗手后(口述),取屈肘手高姿势进入分娩室	4	
评估要点 (5分)	评估环境、温度、隐蔽程度,评估产程的进展及产妇的反应	5	
操作 (71分)	巡回护士按无菌操作原则将无菌产包打开,将吸痰管、新生儿脐带护理包、无菌手套等置于打开的产包中(口述)	5	
	铺臀下垫单:双手提起垫单的上端两角拉平,两端的折角将双手包住,垫单的反折面朝上平铺于产床上;垫单展开铺平整	15	
	穿两侧裤腿:操作者双手伸入腿套反折面,先穿对侧、再穿近侧裤腿	12	
	铺洞巾:洞巾置于会阴正中,依次展开洞巾上方、下方、左侧及右侧	6	
	穿手术衣、戴手套	5	
	会阴部放置治疗巾1块,叠成手掌大小	6	
	将一止血钳套上气门芯2个	10	
	整理器械台上用物,按接生使用顺序摆放整齐	12	
评价 (6分)	操作规范、动作熟练,无菌观念强	3	
	与产妇沟通有效,操作中产妇配合良好	3	
总分		100	

实训七

自然分娩助产术

【实训目的】

1. 掌握接产要领，促进自然分娩。在保护会阴，减少会阴撕裂伤的同时，协助胎头俯屈，让胎头以最小径线在宫缩间歇期缓慢通过阴道口，并正确娩出胎肩。

2. 帮助新生儿有效建立呼吸及初步处理，顺利完成由宫内到宫外环境的过渡。

3. 按无菌操作原则结扎、处理脐带，正确娩出胎盘、胎膜。

【操作准备】

1. 用物准备：智能分娩机转模型，产床，无菌产包 1 个，无菌器械包（内有聚血器 1 个、弯盘 2 个、血管钳 3 把、会阴侧切剪 1 把、线剪 1 把、脐带剪 1 把、带尾线纱布卷 1 个、洗耳球 1 个、纱布若干、棉球若干、无菌持物钳 1 把），无菌手套 2 副，一次性护脐圈，新生儿吸痰管，5% 聚维酮碘溶液或 2.5% 碘酊溶液，75% 乙醇，无菌毛巾。

2. 操作者准备：修剪指甲，戴口罩、帽子，外科洗手后，穿手术衣、戴无菌手套。

【操作方法和步骤】

产妇呈屈膝仰卧位，会阴冲洗、消毒完毕，已完成产时铺无菌巾。操作者站在产妇右侧。

1. 保护会阴

（1）时机：当胎头拨露使阴唇后联合紧张时开始保护会阴。

（2）方法：接产者垫治疗巾于会阴处，脚成弓箭步站立姿势，右手肘部支在产床上，拇指与其余四指分开，利用手掌大鱼际肌顶住会阴部，在宫缩时向内上方托起会阴，宫缩间歇期保护会阴的手放松但不能离开（图 7.1）。

2. 协助胎儿娩出

（1）当胎头着冠后，宫缩间歇期保护会阴的右手不再放松，以防会阴体撕裂；同时，左

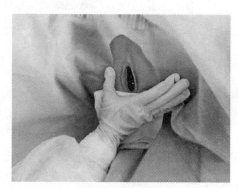

图 7.1　保护会阴

手轻轻下压胎头协助其俯屈(图7.2),当胎头枕部在耻骨弓下露出时,协助胎头仰伸。在胎头即将通过阴道口的瞬间,嘱产妇宫缩时张口哈气以缓解腹压,并指导其在宫缩间歇期稍向下屏气用力,使胎头借助腹压的力量缓慢娩出。

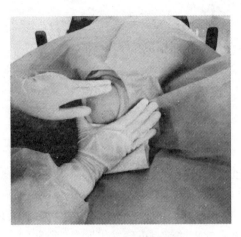

图7.2　协助胎头俯屈

(2)胎头娩出后,接产者右手继续保护会阴,左手拇指与其余四指分开,四指从胎儿鼻根向下挤压的同时,拇指从下颏向上挤压,挤出口鼻腔内的黏液和羊水(图7.3)。

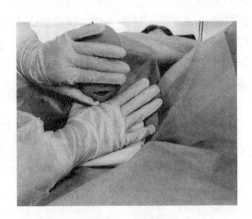

图7.3　挤出口鼻内黏液、羊水

(3)协助胎头复位及外旋转。枕左前位应协助胎头向左旋转90°,枕右前位协助胎头向右旋转90°。

(4)左手在胎头侧方下压胎儿颈部,使前肩自耻骨联合下方娩出(图7.4);待前肩娩出后,接产者左手反转向上托胎儿颈部,使后肩自会阴前缘缓慢娩出(图7.5)。双肩娩出后保护会阴的右手方可松开,双手协助胎体及下肢以侧位娩出。

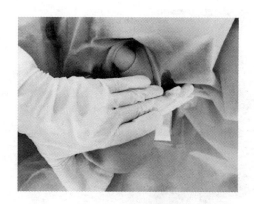

图7.4　助前肩娩出

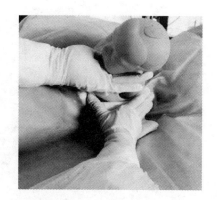

图7.5　助后肩娩出

（5）观察记录胎儿出生的时间。

3.清理新生儿呼吸道

（1）胎儿娩出后立即用新生儿吸痰管或洗耳球吸净口、咽部和鼻腔的黏液及羊水（图7.6、图7.7）。

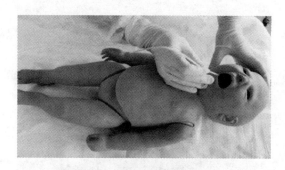

图7.6　吸痰管清理呼吸道

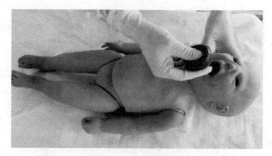

图7.7　洗耳球清理呼吸道

（2）当确认呼吸道通畅后，新生儿仍未啼哭时，可用手轻弹新生儿足底或摩擦背部，刺激其啼哭。

（3）用无菌毛巾快速擦干新生儿全身的黏液及羊水。

4.阿普加评分（Apgar）：根据新生儿心率、呼吸、皮肤颜色、肌张力、喉反射进行评分。

5.处理脐带

（1）置弯盘于产妇会阴下方。

（2）用两把血管钳在距脐根部10～15cm处夹紧脐带，两钳间距2～3cm，于两钳之间剪断脐带（图7.8）。

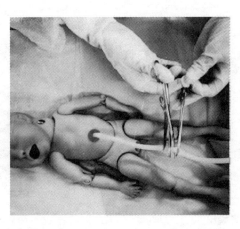

图 7.8　剪脐与母体分离

（3）用75%乙醇消毒脐根部及周围皮肤。

（4）在距脐根0.5 cm处用带气门芯的血管钳夹紧脐带（图7.9），距血管钳上0.5~1 cm处剪断脐带，并把气门芯套扎于脐根部后松开血管钳（图7.10），用一块纱布挤净脐带断端处余血、擦干血液。

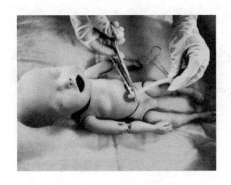

图 7.9　剪断脐带

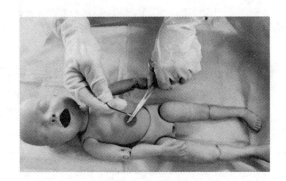

图 7.10　套扎脐带

（5）脐带断面用5%聚维酮碘（碘伏）溶液或2.5%碘酊（碘酒）溶液消毒，待脐带断面干后以无菌纱布覆盖，再用护脐圈包扎（图7.11）。

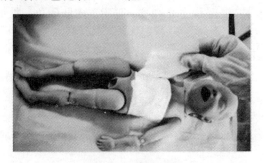

图 7.11　包扎脐部

6.协助胎盘娩出

（1）当确认胎盘已完全剥离时，宫缩时以左手握住宫底（左手拇指放于子宫前壁，其余4指放于子宫后壁）并按压，右手轻拉脐带，协助胎盘娩出。

（2）当胎盘娩出至阴道口时，接生者用双手捧住胎盘，向一个方向旋转并缓慢向外牵拉，协助胎盘胎膜完整娩出。

（3）检查胎盘、胎膜完整性。常规在胎儿娩出后给予缩宫素10U静脉注射或肌内注射。检查软产道有无裂伤，如有裂伤应立即缝合。

7.处理与观察：用碘伏棉球擦净会阴血迹，清点并核对用物（器械、敷料），帮产妇垫上会阴消毒垫，协助产妇取舒适体位。填写分娩记录，产妇在产房内观察2小时。

【操作流程】

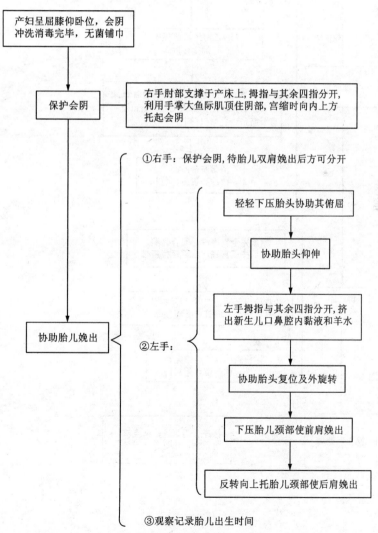

自然分娩助产术（一）

自然分娩助产术(二)

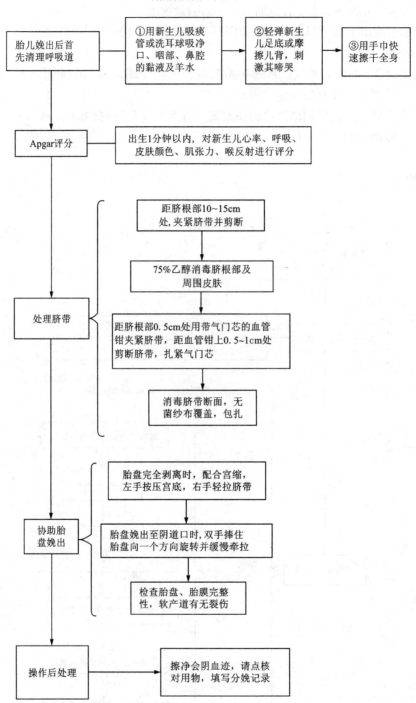

【实训要求与注意事项】

1.由巡回护士依次打开一次性无菌手术衣和无菌手套外包装,操作者取出手术衣穿好,并戴无菌手套。

2.严格遵守无菌操作原则,操作规范、动作熟练,态度和蔼,能很好地关心、体贴产妇。

3.脐带断面若用2.5%碘酊(碘酒)溶液消毒时,该溶液不能接触到新生儿皮肤。

【分析与思考】

1.接产时在什么时候保护会阴? 接产过程中左、右手怎样进行分工协作?

2.新生儿娩出后为何要立即清理呼吸道,如何进行清理?

3.处理脐带时,如何才能避免2.5%碘酊触及新生儿皮肤?

自然分娩助产术考核评分标准

项目		考核点及要求	分值	得分
目的 (4分)		保护会阴,减少会阴撕裂伤;促进自然分娩,帮助新生儿有效建立呼吸	4	
准备 (9分)		1.用物:产床,无菌产包1个,无菌器械包1个,无菌手套2副,一次性护脐圈,新生儿吸痰管,5%聚维酮碘溶液或2.5%碘酊溶液,75%乙醇,无菌毛巾	3	
		2.产妇:呈屈膝仰卧位,会阴冲洗、消毒完毕,已完成产时铺无菌巾(口述)	3	
		3.操作者:修剪指甲,戴口罩、帽子,外科洗手后,穿手术衣、戴无菌手套(口述)	3	
评估要点(3分)		胎方位、胎心率,宫口扩张程度,胎先露下降程度,是否存在头盆不称	3	
操作 (80分)	保护 会阴	时机:当胎头拨露使阴唇后联合紧张时开始保护会阴(口述)	3	
		脚成弓箭步站立姿势,右手肘部支在产床上,拇指与其余四指分开,利用手掌大鱼际肌顶住会阴部,在宫缩时向内上方托起会阴	6	
	协助胎 儿娩出	左手轻轻下压胎头协助其俯屈,接下来协助胎头仰伸方法正确	5	
		左手拇指与其余四指分开,四指从胎儿鼻根向下挤压的同时,拇指从下颏向上挤压,挤出口鼻腔内的黏液和羊水	6	
		协助胎头复位及外旋转正确	5	
		左手下压胎儿颈部使前肩先娩出,然后左手反转向上托胎儿使后肩缓慢娩出;双肩娩出后保护会阴的右手方可松开	6	
	清理新 生儿呼 吸道	记录胎儿出生的时间(口述)	2	
		立即用新生儿吸痰管或洗耳球吸净口、咽部和鼻腔的黏液及羊水,顺序正确	6	
		用手轻弹新生儿足底或摩擦背部,刺激其啼哭	5	
		用无菌毛巾快速擦干新生儿全身的黏液及羊水	3	

项目		考核点及要求	分值	得分
操作 (80分)	Apgar 评分	根据新生儿心率、呼吸、皮肤颜色、肌张力、喉反射进行评分(口述)	5	
	处理 脐带	在距脐根部 10～15cm 处断脐,两钳间距 2～3cm;方法正确	4	
		用 75% 乙醇消毒脐根部及周围,距脐根 0.5cm 处结扎脐带,方法正确	5	
		脐带断面用 5% 聚维酮碘溶液或 2.5% 碘酊溶液消毒,方法正确	5	
	协助胎 盘娩出	确认胎盘已完全剥离时,宫缩时以左手握住宫底并按压,右手轻拉脐带,协助胎盘娩出	5	
		当胎盘娩出至阴道口时,接生者用双手捧住胎盘,向一个方向旋转并缓慢向外牵拉,协助胎盘胎膜完整娩出	5	
		检查胎盘、胎膜完整性,检查软产道有无裂伤(口述)	2	
	操作后 处理	擦净会阴血迹,清点并核对用物,填写分娩记录	2	
评价 (4分)		操作程序正确、动作规范、操作熟练,爱伤观念强	2	
		态度和蔼可亲,沟通有效,体现人文关怀,整理用物,做好记录	2	
总分			100	

实训八

会阴侧切缝合术

【实训目的】

阴道分娩时，为了避免会阴严重撕裂或缩短第二产程，需要做会阴侧切缝合术，以减少分娩时的阻力利于胎儿娩出。

【操作准备】

1. 用物准备：高级会阴切开缝合模块，会阴切开缝合包（会阴侧切剪 1 把、线剪 1 把、持针器 1 把、有齿镊 1 把、无齿镊 1 把、血管钳 2 把、三角针 1 枚、圆针 1 枚、弯盘 2 个、纱布若干、带尾线纱布卷 1 个），棉球若干，0.5% 聚维酮碘液，2 - 0 可吸收线 1 根，3 - 0 丝线 1 卷。

2. 操作者准备：修剪指甲，戴口罩、帽子，外科洗手后穿无菌手术衣、戴无菌手套。

【操作方法和步骤】

产妇排空膀胱后取仰卧屈膝位，外阴消毒并铺无菌巾，行局部浸润麻醉或神经阻滞麻醉。

1. 会阴侧切

(1) 切开时机：当宫缩时胎头露出阴道口 3 ~ 4 cm，阴唇后联合紧张时切开。

(2) 切开方法：操作者左手中指、示指伸入阴道内，置于胎先露与阴道壁之间，两指略分开，撑起左侧阴道壁。右手持会阴侧切剪，张开两叶，一叶置于阴道内左手中、示指之间，另一叶置于阴道外，使剪刀的刀刃与会阴后联合中线向左呈 45°方向放置。在宫缩时一次全层剪开会阴，一般剪开 4 ~ 5 cm，并用纱布压迫止血。

2. 胎儿、胎盘顺利娩出，经检查胎盘、胎膜完整。

3. 会阴缝合

(1) 缝合前检查会阴切口有无延长，外阴、阴道、宫颈有无裂伤。

(2) 右手持带尾线纱布卷放于阴道顶端，以防止宫腔血液外流影响缝合视野。

(3) 缝合阴道黏膜层：左手示指、中指撑开阴道壁，暴露阴道黏膜切口顶端。右手拿持针器，夹圆针、2 - 0 可吸收线，从阴道黏膜切口顶端 0.5 ~ 1 cm 处开始缝第一针，打正反 3 个结。然后间断或连续缝合阴道黏膜及黏膜下组织（切缘对齐），针距约 1.0 ~ 1.5 cm，直达处女膜缘。

（4）缝合会阴肌层、皮下组织：用圆针、2 – 0 可吸收线在肌层最深处缝合 1 ~ 2 针，不留死腔，再间断缝合皮下组织。

（5）缝合会阴皮肤：用碘伏棉球消毒会阴切开处皮肤，用三角针、3 – 0 丝线间断缝合皮肤，针距 1.0 ~ 1.5 cm，缝合皮肤时对齐皮肤切缘。

4. 缝合后检查

（1）用有齿镊对合切口皮肤，碘伏棉球消毒切口皮肤 1 ~ 2 次。

（2）取出阴道内纱布卷，检查切口顶端有无腔隙，观察切口有无渗血，切缘是否对合良好。

（3）操作者右手示指伸入肛门检查，了解缝线是否穿透直肠壁。

5. 操作后处理：用碘伏棉球擦净会阴血迹，核对清点用物（器械、敷料），按要求初步处理用物。

【操作流程】

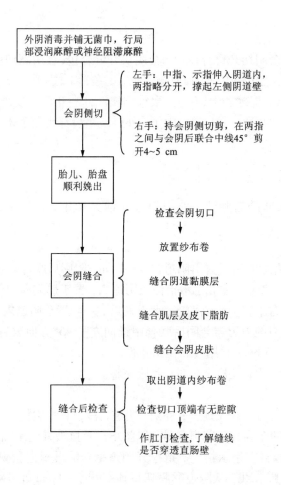

【实训要求与注意事项】

1. 操作时应严格遵守无菌操作原则。
2. 会阴切开不宜过早，一般预计在胎儿娩出前 5～10 分钟进行。
3. 侧切术中若会阴高度膨隆时，剪刀的刀刃与会阴后联合中线向左呈 60°～70°方向剪开。
4. 会阴缝合时注意分清解剖层次、切缘对合整齐。
5. 缝合结束后检查缝线有无穿透直肠壁，如有穿透应拆开重新缝合。

【分析与思考】

1. 会阴侧切中怎样操作才能避免侧切剪伤及胎儿先露部?
2. 会阴切开缝合的顺序及有何注意事项?

会阴侧切缝合术考核评分标准

项目		考核点及要求	分值	得分
目的(6分)		阴道分娩时，为了避免会阴严重撕裂或缩短第二产程等，需要做会阴侧切缝合术，以减少分娩时的阻力利于胎儿娩出	6	
准备(12分)		1. 用物：高级会阴切开缝合模块，会阴切开缝合包，碘伏棉球数个，2-0 可吸收线 1 根，3-0 丝线 1 卷	3	
		2. 产妇：排空膀胱后取仰卧屈膝位，外阴消毒并铺无菌巾，已行局部浸润麻醉或神经阻滞麻醉(口述)	5	
		3. 操作者：修剪指甲，戴口罩、帽子，外科洗手后(口述)穿无菌手术衣、戴无菌手套	4	
评估要点(4分)		评估会阴伤口、子宫收缩、阴道流血量及产妇的一般情况	4	
操作(73分)	会阴侧切	时机：当宫缩时胎头露出阴道口 3～4cm，阴唇后联合紧张时切开(口述)	5	
		操作者左手中指、示指伸入阴道内，置于胎先露与阴道壁之间，两指略分开，撑起左侧阴道壁	5	
		右手持会阴侧切剪，一叶置于阴道内左手中、示指之间，另一叶置于阴道外，使剪刀的刀刃与会阴后联合中线向左呈45°方向剪开 4～5cm，并用纱布压迫止血	8	
	娩出胎儿、胎盘	胎儿、胎盘顺利娩出，经检查胎盘、胎膜完整(口述)	3	

续上表

项目		考核点及要求	分值	得分
操作 (73分)	会阴缝合	缝合前检查会阴切口有无延长,外阴、阴道、宫颈有无裂伤	5	
		右手持带尾线纱布卷放于阴道顶端	5	
		缝合阴道黏膜层:左手示指、中指撑开阴道壁,暴露阴道黏膜切口顶端。右手拿持针器,从阴道黏膜切口顶端0.5~1cm处开始缝第一针,打正反3个结。然后间断或连续缝合阴道黏膜及黏膜下组织,针距约1.0~1.5cm	10	
		用圆针、2-0可吸收线缝合会阴肌层、皮下组织	5	
		用碘伏棉球消毒会阴切开处皮肤,用三角针、3-0丝线间断缝合皮肤,针距1.0~1.5cm,缝合皮肤时对齐皮肤切缘	8	
	缝合后检查	用有齿镊对合切口皮肤,碘伏棉球消毒切口皮肤1~2次	5	
		取出阴道内纱布卷,检查切口顶端有无腔隙,观察切口有无渗血,切缘是否对合良好	5	
		右手示指伸入肛门检查,了解缝线是否穿透直肠壁,如有穿透应拆开重新缝合	6	
	操作后处理	碘伏棉球擦净会阴血迹,核对清点用物	3	
评价(5分)		操作熟练、动作规范,无菌观念强	3	
		态度和蔼可亲,沟通有效	2	
总分			100	

实训九
母乳喂养指导

【实训目的】

1.宣传母乳喂养优点，协助产妇采取正确的姿势进行母乳喂养，从而预防乳房皲裂的发生。

2.母乳喂养完成后帮助新生儿排出胃内空气防吐奶。

【操作准备】

1.用物准备：女性乳房模型，清洁毛巾，温开水等。

2.操作者准备：修剪指甲，七步洗手法洗手。

【操作方法和步骤】

1.产妇用肥皂清洗双手后，操作者指导产妇用温湿毛巾清洁乳头及乳晕。

2.协助产妇采取舒适的体位。坐位时椅子高度合适，产妇紧靠椅背，两腿自然下垂放在地面上，哺乳侧脚可踩在踏板上。

3.将新生儿头部枕在产妇一手的前臂上，手掌托住臀部，脸朝向母亲，鼻尖对乳头，下颌部紧贴乳房，胸部和腹部紧贴母亲(图9.1)。

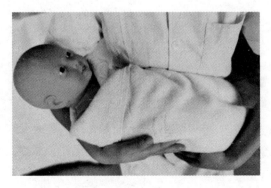

图9.1 抱新生儿

4. 指导产妇一手大拇指与其余四指分开呈"C"字形托起乳房。用四指托住乳房的底部，大拇指轻压乳房的上部，以免堵住新生儿鼻孔而影响呼吸。

5. 指导产妇用乳头触碰刺激新生儿的嘴唇，待新生儿产生觅食反射张大嘴时，顺势将乳头和大部分乳晕送入新生儿口中（图9.2）。当新生儿张大嘴含住大部分乳晕，下唇向外翻，舌头呈勺状环绕乳晕，面颊鼓起呈圆形；吸吮慢而深，能看到或听到吞咽时，说明含接姿势正确。

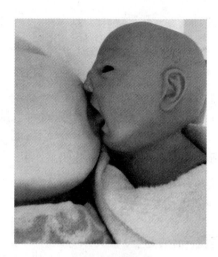

图9.2　吸吮姿势

6. 哺乳过程中密切关注新生儿吸吮及吞咽情况，防止乳房盖住新生儿鼻孔，影响呼吸。

7. 哺乳结束后用示指轻轻向下按压婴儿下颏，避免在口腔负压的情况下拉出乳头而引起局部疼痛或皮肤损伤。

8. 嘱产妇挤出少许乳汁，均匀地涂在乳头和乳晕上，可预防乳头皲裂和感染。

9. 哺乳结束后，指导产妇一手托住新生儿臀部，让新生儿头部侧靠在产妇肩膀。另一只手呈空心掌轻拍新生儿背部1~2分钟，利于排出胃内空气，以防吐奶。

【操作流程】

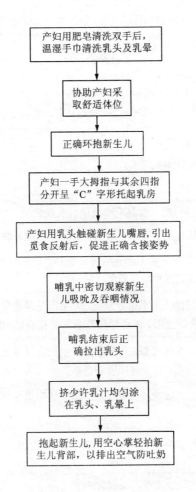

产妇用肥皂清洗双手后，
温湿手巾清洗乳头及乳晕

↓

协助产妇采
取舒适体位

↓

正确环抱新生儿

↓

产妇一手大拇指与其余四指
分开呈"C"字形托起乳房

↓

产妇用乳头触碰新生儿嘴唇，引出
觅食反射后，促进正确含接姿势

↓

哺乳中密切观察新生
儿吸吮及吞咽情况

↓

哺乳结束后正
确拉出乳头

↓

挤少许乳汁均匀涂
在乳头、乳晕上

↓

抱起新生儿，用空心掌轻拍新
生儿背部，以排出空气防吐奶

【实训要求与注意事项】

1. 做到"三早"，即早开奶、早接触、早吸吮；母婴同室；按需哺乳。一般产后半小时内开始哺乳，产后 1 周内，每 1~3 小时哺乳一次，开始每次吸吮时间 3~5 分钟，以后逐渐延长，但一般不超过 15~20 分钟。

2. 每次哺乳，应两侧乳房交替着喂，一侧乳房吸空后再吸吮另一侧。

3. 切忌用肥皂、酒精等刺激性物品清洗乳房，以免引起局部皮肤干燥，皲裂。

4. 产妇身体不便或夜间哺乳时，也可采取侧卧位。

【分析与思考】

1. 母乳喂养中怎样帮助新生儿正确地吸吮？

2. 如何判断新生儿在吸吮时含接姿势是否正确？

母乳喂养指导技术考核标准

项目	考核点及要求	分值	得分
目的 (6分)	1. 宣传母乳喂养优点，帮助产妇采取正确的姿势进行母乳喂养	3	
	2. 母乳喂养完成后帮助新生儿排出胃内空气防吐奶	3	
准备 (6分)	1. 用物：女性乳房模型，清洁毛巾，温开水	3	
	2. 操作者准备：修剪指甲，七步洗手法洗手（口述）	3	
评估 要点 (3分)	评估环境、母亲的体位及新生儿的反应	3	
操作 (68分)	产妇用肥皂清洗双手后（口述），温湿毛巾清洁乳头及乳晕	5	
	产妇坐在靠背椅上，两腿自然下垂放在地面上，哺乳侧脚可踩在踏板上（口述）	5	
	将新生儿头枕在产妇一手的前臂上，手掌托住臀部，脸朝向母亲，鼻尖对乳头，下颌部紧贴乳房，胸部和腹部紧贴母亲	6	
	指导产妇一手大拇指与其他4个手指分开呈"C"字形托起乳房。用四指托住乳房的底部，大拇指轻压乳房的上部，以免堵住新生儿鼻孔而影响呼吸	6	
	产妇用乳头触碰刺激新生儿的嘴唇，待新生儿产生觅食反射张大嘴时，顺势将乳头和大部分乳晕送入新生儿口中，含接姿势正确	10	
	哺乳过程中密切关注新生儿吸吮及吞咽情况，防止乳房盖住新生儿鼻孔，影响呼吸（口述）	5	
	哺乳结束后用示指轻轻向下按压婴儿下颏，避免在口腔负压的情况下拉出乳头（口述）	8	
	嘱产妇挤出少许乳汁，均匀地涂在乳头和乳晕上	8	
	产妇一手托住新生儿臀部，让新生儿头部侧靠在产妇肩膀；另一只手呈空心掌轻拍新生儿背部1~2分钟。抱新生儿姿势正确	15	
注意 事项 (14分)	一般产后半小时内开始哺乳，产后1周内每1~3小时哺乳一次，开始每次吸吮时间3~5分钟，以后逐渐延长，但一般不超过15~20分钟	6	
	每次哺乳应两侧乳房交替着喂，一侧乳房吸空后再吸吮另一侧	4	
	切忌用肥皂、酒精刺激性物品清洗乳房，以免引起局部皮肤干燥，皲裂	4	
评价 (3分)	能否说出母乳喂养的优点，指导母乳喂养是否有效，体现人文关怀	3	
总分		100	

实训十

新生儿沐浴

【实训目的】

通过沐浴可以清洁新生儿皮肤促进舒适,预防皮肤感染,促进全身血液循环。

【操作准备】

1.用物准备:新生儿模型,浴巾,小毛巾,洗发液,香皂液,水温计,无菌棉签,75%乙醇,新生儿衣服,纸尿裤。

2.操作者准备:修剪指甲,手上无任何饰物,取下手表、胸牌。按七步洗手法洗手,温暖双手。

【操作方法和步骤】

1.沐浴前准备

(1)调试水温至39℃~41℃,在盆底垫一条大毛巾。

(2)将新生儿置于散包台上,解开包被,再次核对新生儿胸牌、手圈(床号、姓名、性别、日龄)。

(3)在散包台上脱去新生儿衣服(保留纸尿裤),检查新生儿全身、四肢活动情况及皮肤有无红肿、糜烂、出血点等异常情况,然后用浴巾包裹新生儿全身。

2.沐浴

(1)抱起新生儿,左手拇指与其余四指分开托住新生儿头枕部,左上臂夹住新生儿下半身并确保新生儿安全(图10.1)。

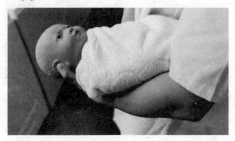

图 10.1　抱新生儿洗脸、洗头姿势

（2）将打湿的小毛巾挤干叠成方块状，用示指挑起小毛巾擦拭左眼（由内眦→外眦）（图10.2），更换小毛巾擦拭部位后，以同法清洗右眼；清水洗净小毛巾挤干后依次按顺序擦拭左侧额头→鼻翼→面部→下颏→外耳，更换小毛巾擦拭部位以同样的方法清洗右侧面部。

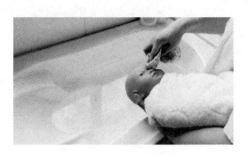

图10.2　洗眼睛

（3）左手拇指与中指分别将新生儿双耳廓折向前方，并轻轻按住，堵住外耳道口，将头移近盆边，用湿毛巾擦湿头发，右手取少许洗发液，揉搓头发，然后用清水冲净、擦干（图10.3）。

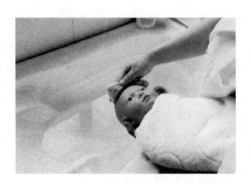

图10.3　洗头

（4）将新生儿抱回散包台，解开浴巾，取下纸尿裤，操作者左手握住新生儿左肩及腋窝处，使头颈部枕于操作者前臂，用右手握住新生儿左大腿，将新生儿轻放入水中（图10.4）。

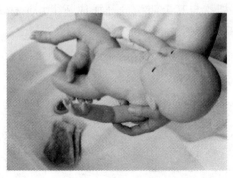

图10.4　抱新生儿入水

（5）操作者松开右手，用小毛巾淋湿新生儿全身，按照颈下、前胸、腋下、腹部、上肢、下肢、会阴的顺序，取适量香皂液擦拭身体后清水冲净（图10.5）。

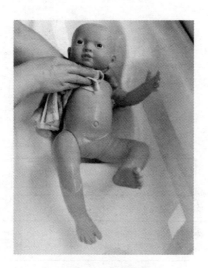

图 10.5　洗身体

（6）换右手握住新生儿左肩及腋窝处，使新生儿头部及下颌靠在操作者右前臂上，同样的方法清洗后颈、背部及臀部（图10.6）。

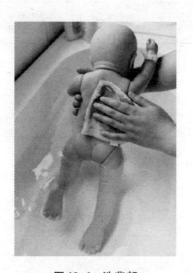

图 10.6　洗背部

（7）洗毕将新生儿抱起放于浴巾中，迅速包裹擦干全身。

3. 沐浴后处理

观察新生儿脐部情况，如脐带断端是否有出血、渗液等。脐部情况正常时用消毒棉签蘸75%乙醇消毒脐带残端及脐周皮肤两次。检查新生儿皮肤情况，兜好尿布，穿好衣服。

【操作流程】

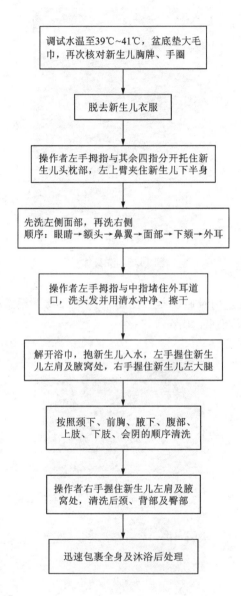

调试水温至39℃~41℃，盆底垫大毛巾，再次核对新生儿胸牌、手圈

↓

脱去新生儿衣服

↓

操作者左手拇指与其余四指分开托住新生儿头枕部，左上臂夹住新生儿下半身

↓

先洗左侧面部，再洗右侧
顺序：眼睛→额头→鼻翼→面部→下颌→外耳

↓

操作者左手拇指与中指堵住外耳道口，洗头发并用清水冲净、擦干

↓

解开浴巾，抱新生儿入水，左手握住新生儿左肩及腋窝处，右手握住新生儿左大腿

↓

按照颈下、前胸、腋下、腹部、上肢、下肢、会阴的顺序清洗

↓

操作者右手握住新生儿左肩及腋窝处，清洗后颈、背部及臀部

↓

迅速包裹全身及沐浴后处理

【实训要求与注意事项】

1. 环境清洁，门窗关闭，室温调至 26℃ ~28℃，湿度 55％ ~60％。
2. 新生儿沐浴前应核对产妇姓名、床号，新生儿床号、性别。
3. 避免在喂乳前 1 小时内或喂乳后 1 小时内进行沐浴。

【分析与思考】

新生儿沐浴中入水、洗背部及臀部过程中怎样防止新生儿滑脱？

新生儿沐浴考核评分标准

项目		考核点及要求	分值	得分
目的 （5分）		通过沐浴可以清洁新生儿皮肤促进舒适，预防皮肤感染，促进全身血液循环	5	
准备 （9分）		1.用物：新生儿模型，浴巾，小毛巾，洗发液，香皂液，水温计，无菌棉签，75%乙醇，新生儿衣服，纸尿裤	4	
		2.操作者：修剪指甲，手上无任何饰物，取下手表、胸牌。按七步洗手法洗手（口述），温暖双手	5	
评估要点 （5分）		沐浴前是否核对产妇姓名、床号、新生儿床号、性别；是否门窗关闭，室温调至26℃～28℃	5	
操作 （77分）	洗头	左手拇指与中指分别将新生儿双耳廓折向前方并轻轻按住，堵住外耳道口；右手洗头（用洗发液）并擦干	10	
	洗脸	左手拇指与其余四指分开托住新生儿头枕部，左上臂夹住新生儿下半身	10	
		按照先左后右侧的顺序，洗眼（由内眦到外眦）→额头→鼻翼→面部→下颏→外耳	12	
	洗身体	解开浴巾，取下纸尿裤，左手握住新生儿左肩及腋窝处，右手握住新生儿左大腿，姿势正确	10	
		按照颈下、前胸、腋下、腹部、上肢、下肢、会阴的顺序，取适量香皂液擦拭身体后清水冲净	15	
	洗背部、臀部	右手握住新生儿左肩及腋窝处，使新生儿头及下颏靠在操作者右前臂上（姿势正确，防止新生儿滑脱）；清洗后颈、背部及臀部	10	
	沐浴后处理	抱起新生儿放于浴巾中，迅速包裹拭干全身	4	
		观察新生儿脐部情况，用75%乙醇消毒脐带残端及脐周皮肤两次；检查新生儿皮肤情况，兜好尿布，穿好衣服（口述）	6	
评价（4分）		操作正确、熟练，动作轻柔，体现人文关怀，操作结束后整理用物	4	
总分			100	

新生儿抚触

【实训目的】

通过抚触可以增进新生儿食欲,增强免疫力,促进新生儿生长发育及神经系统的发育。

【操作准备】

1.用物准备:新生儿模型,婴儿润肤油,浴巾,新生儿衣服,纸尿裤。
2.操作者准备:修剪指甲,手上无任何饰物,取下手表、胸牌。按七步洗手法洗手,温暖双手。

【操作方法和步骤】

新生儿沐浴后擦干全身,操作者掌心倒适量抚触油,相互揉搓以温暖双手。

1.头面部抚触

(1)额部:取适量婴儿润肤油倒入掌心,摩擦均匀,搓暖双手。用两手拇指指腹从前额中心开始,轻轻往外推压(图11.1)。

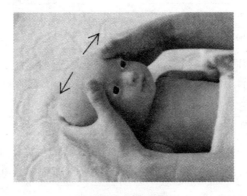

图11.1 额部抚触

(2)下颌部:用双手拇指指腹分别从下颌中央向外上方滑至耳前,使新生儿上下唇呈微笑状(图11.2)。

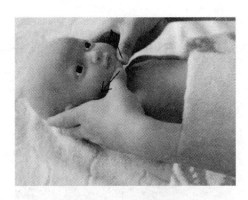

图 11.2　下颌部抚触

（3）头部：左手托新生儿头枕部，将头略抬离床面，右手四指并拢，用指腹从新生儿左前额发际触向枕后（避开囟门），最后示、中指在耳后乳突部轻压一下（图 11.3）；换手，同法抚触新生儿右侧头部。

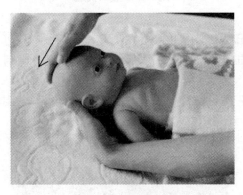

图 11.3　头部抚触

2.胸部抚触：双手放在新生儿两侧肋下缘，右手从新生儿胸部的左外下方（左侧肋下缘）向右侧上方交叉推进至右侧肩部（图 11.4）；换左手，方法同前。在新生儿胸部画一个大的交叉，避开乳头。

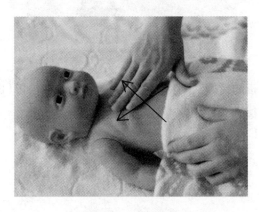

图 11.4　胸部抚触

3. 腹部抚触

(1)两手依次从新生儿的右下腹→右上腹→左上腹→左下腹移动,呈顺时针方向画半圆,避开脐部(图11.5)。

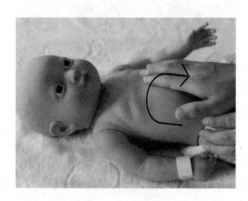

图 11.5　腹部抚触

(2)用右手在新生儿左腹由上向下画一个英文字母 I,自新生儿的右上腹→左上腹→左下腹画一个倒写 L,再由新生儿右下腹→右上腹→左上腹,左下腹画一个倒写 U。

4. 四肢抚触

(1)一手托起新生儿一侧上肢,从上臂至手腕部,分段轻轻挤捏(图11.6),或者双手夹住小手臂,上下搓滚。

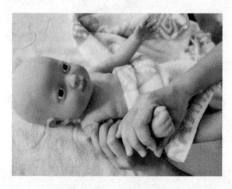

图 11.6　上肢抚触

(2)操作者用两手拇指的指腹从新生儿手掌面向手指方向推进(图11.7),然后从手指两侧,轻轻提拉每个手指(图11.8)。

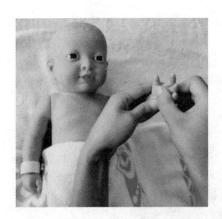

图 11.7　手掌抚触(1)

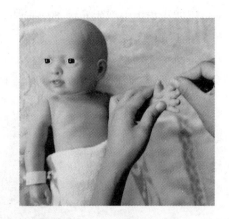

图 11.8　手掌抚触(2)

(3)用四指指腹由新生儿腕部向指头方向抚触手背。

5.下肢抚触

(1)手托起新生儿一侧下肢,从大腿至踝部,分段轻轻挤捏(图11.9),或者双手夹住大腿,上下搓滚。

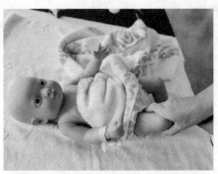

图 11.9　下肢抚触

(2)操作者用两手拇指的指腹从新生儿足跟向脚趾方向推进(图11.10),然后从脚趾两侧,轻轻提拉每个脚趾。

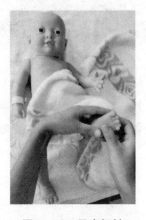

图 11.10　足底抚触

（3）用四指指腹由新生儿踝部向脚趾方向抚触足背。

6. 背部抚触

（1）将新生儿调整为俯卧位（注意新生儿面部位置，保证其呼吸顺畅），以脊柱为中分线，双手分别平行放在脊柱两侧，由内向外、自上而下按摩背部，重复数次（图11.11）。

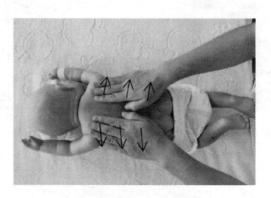

图11.11　背部抚触

（2）两手交替用四指指腹从颈部开始，沿脊柱滑至臀部。

7. 臀部抚触：两手示指、中指、无名指指腹在新生儿臀部作环行抚触（图11.12）。

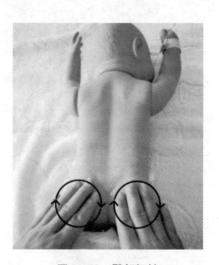

图11.12　臀部抚触

上述1~7每个动作重复4~6次，抚触后观察新生儿脐部情况，用75%乙醇消毒脐带残端及脐周皮肤两次。检查新生儿皮肤情况，兜好尿布，穿好衣服。

【操作流程】

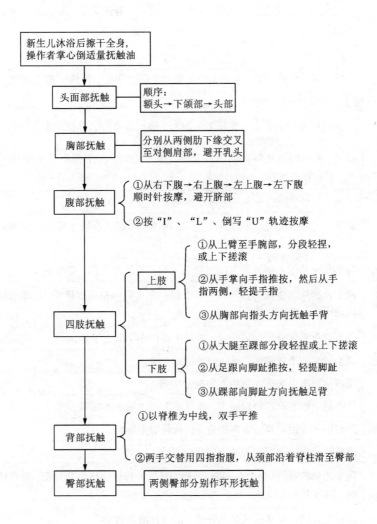

新生儿沐浴后擦干全身，操作者掌心倒适量抚触油

头面部抚触 —— 顺序：额头→下颌部→头部

胸部抚触 —— 分别从两侧肋下缘交叉至对侧肩部，避开乳头

腹部抚触 —— ①从右下腹→右上腹→左上腹→左下腹顺时针按摩，避开脐部　②按"I"、"L"、倒写"U"轨迹按摩

四肢抚触

上肢 —— ①从上臂至手腕部，分段轻捏，或上下搓滚　②从手掌向手指推按，然后从手指两侧，轻提手指　③从胸部向指头方向抚触手背

下肢 —— ①从大腿至踝部分段轻捏或上下搓滚　②从足跟向脚趾推按，轻提脚趾　③从踝部向脚趾方向抚触足背

背部抚触 —— ①以脊椎为中线，双手平推　②两手交替用四指指腹，从颈部沿着脊柱滑至臀部

臀部抚触 —— 两侧臀部分别作环形抚触

【实训要求与注意事项】

1. 环境清洁，门窗关闭，室温调至26℃～28℃；新生儿抚触时选择中速、轻柔而有节奏的背景音乐。

2. 新生儿抚触前不疲倦、不饥饿，清醒不烦躁。

3. 抚触时手法轻柔、用力适当，避开囟门、乳腺和脐部，和新生儿有目光的对视和情感的交流，不要强迫新生儿保持固定姿势。

4. 在抚触中应密切观察新生儿的反应，并根据反应及时调整抚触的方式和力量，当新生儿反复哭闹、肤色改变、呕吐等情况时应停止抚触。

新生儿抚触考核评分标准

项目	考核点及要求	分值	得分
目的 （5分）	通过抚触可以增进新生儿食欲，增强免疫力，促进新生儿生长发育及神经系统的发育	5	
准备 （9分）	1.用物：新生儿模型，婴儿润肤油，浴巾，新生儿衣服，纸尿裤	4	
	2.操作者：修剪指甲，手上无任何饰物，取下手表、胸牌。按七步洗手法洗手（口述），温暖双手	5	
评估要点 （5分）	是否门窗关闭，室温调至26℃～28℃，播放有节奏的背景音乐（口述）	5	
操作 （70分）	头面部抚触：额部：取适量婴儿润肤油倒入掌心，摩擦均匀；两手拇指从前额中心开始，轻轻往外推压	5	
	下颌部：双手拇指分别从下颌中央向外上方滑至耳前	5	
	头部：用指腹从前额发际触向枕后，再滑至耳后，中指在耳后乳突部停留片刻，避开囟门	5	
	胸部抚触：双手从胸部的一侧外下方向对侧上方交叉推进至肩部，避开乳头	5	
	腹部抚触：两手依次从新生儿的右下腹→右上腹→左上腹→左下腹移动，呈顺时针方向画半圆，避开脐部	5	
	上肢抚触：从上臂至手腕分段轻轻挤捏，或双手夹住小手臂上下搓滚	5	
	轻推新生儿手掌掌面，再轻轻提拉每个手指	5	
	用四指指腹由腕部向指头方向抚触手背	5	
	下肢抚触：从大腿至踝部分段轻轻挤捏，或双手夹住大腿上下搓滚	5	
	用拇指从足跟向脚趾方向推进，再抚触每个脚趾	5	
	用四指指腹由踝部向脚趾方向抚触足背	5	
	背部抚触：新生儿呈俯卧位（协助头偏向一侧），双手平行放在新生儿背部，沿脊柱两侧，用双手由内向外、自上而下抚触背部	5	
	两手交替用四指指腹从颈部开始，沿脊柱滑至臀部	5	
	臀部抚触：两手示指、中指、无名指指腹在新生儿臀部作环行抚触	5	
评价（11分）	操作正确、熟练，手法轻柔、用力适当，爱伤观念强	5	
	抚触时避开囟门、乳腺和脐部，和新生儿有目光的对视和情感的交流，操作结束后洗手、整理用物	6	
总分		100	

实训十二
新生儿窒息复苏术

【实训目的】

通过新生儿窒息复苏能保持气道通畅，建立呼吸，维持正常循环，使新生儿尽快恢复自主循环或自主呼吸，或者延长机体耐受临床死亡的时间，为进一步生命支持创造条件。

【操作准备】

1. 用物准备：新生儿复苏模型，新生儿吸痰器，一次性吸痰管，洗耳球，新生儿复苏气囊及面罩，新生儿辐射保暖台，听诊器，浴巾，肩垫。
2. 操作者准备：戴口罩、帽子，按外科洗手法洗手，穿无菌手术衣、戴无菌手套。

【操作方法和步骤】

1. 快速评估：新生儿娩出后立即用几秒钟来快速评估：①是否足月？②羊水是否清亮？③是否有呼吸或哭声？④肌张力是否好？⑤肤色是否红润？只要有 1 项回答是"否"，立即开始初步复苏。
2. 初步复苏：包括以下 5 个步骤，要求 30 秒内完成。
(1) 保暖：新生儿娩出断脐后，立即放于预热的辐射保暖台上保暖。
(2) 摆正体位：新生儿仰卧，在肩胛下垫肩垫使肩部抬高 2 ~ 2.5 cm，新生儿头部呈轻度伸仰位(鼻吸气位)，头略后仰，颈部适度仰伸(图 12.1)。

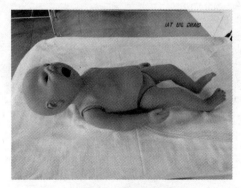

图 12.1　轻度仰伸位

（3）清理呼吸道：用新生儿吸痰器接一次性吸痰管，也可以用洗耳球，按照先口、咽后鼻腔的顺序清理羊水及分泌物（图 12.2、图 12.3）。吸引器的负压不超过 100 mmHg（13.3 kPa），同时限制吸痰管的深度和吸引时间（<10 秒）。过度用力吸引可能导致喉痉挛和迷走神经性的心动过缓并使自主呼吸出现延迟。

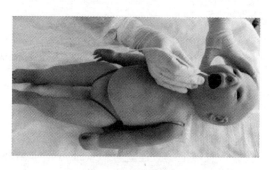

图 12.2　吸痰管清理呼吸道

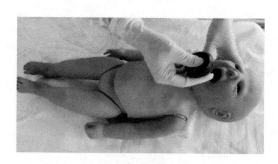

图 12.3　洗耳球清理呼吸道

（4）快速擦干全身，重新摆正体位：清理呼吸道后，用浴巾迅速擦干新生儿身上的羊水，防止体热的散失。

（5）刺激新生儿啼哭：用手拍打或手指弹新生儿的足底或摩擦新生儿背部 2 次以诱发自主呼吸（图 12.4、12.5）。

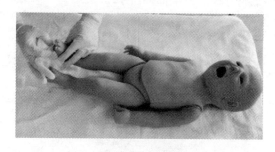

图 12.4　弹足底

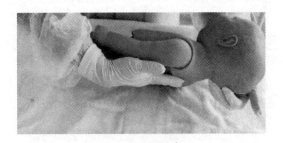

图 12.5　摩擦背部

3.气囊面罩正压人工呼吸

(1)指征:触觉刺激后呼吸暂停或抽泣样呼吸,心率<100 次/min,持续中心性发绀,应给予气囊面罩正压人工呼吸。

(2)方法:操作者站在新生儿的侧面或头侧,将新生儿头部置于中线位置并轻度仰伸,选择大小合适的面罩,盖住新生儿口、鼻,但不能盖住眼睛。用左手拇指和示指形成"C"形环绕下压面罩边缘(图 12.6)。连接氧源,足月新生儿使用 21% 氧浓度。通气频率为 40 ~ 60 次/min,操作者大声念出:"呼吸 – 2 – 3、呼吸 – 2 – 3、……"。通气开始时压力为 20 ~ 25 cmH$_2$O,以后维持在 20 cmH$_2$O,有效通气可见胸部起伏。

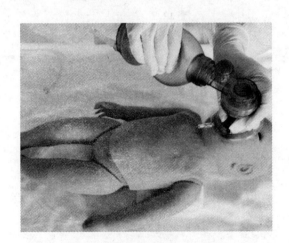

图 12.6　气囊面罩正压人工呼吸

(3)评估:正压通气 30 秒后再次评估心率。

①如自主呼吸充分,且心率≥100 次/min,可逐步减少并停止正压人工呼吸;

②如自主呼吸不充分,或心率<100 次/min,须继续用气囊面罩施行人工呼吸;

③如心率<60 次/min,继续正压人工呼吸并开始胸外心脏按压。

4.胸外心脏按压

(1)指征:充分正压通气 30 秒后心率<60 次/min,继续正压人工呼吸的同时进行胸外心脏按压。

(2)方法:操作者站在新生儿脚侧,靠近新生儿胸部,将双拇指相对或重叠置于新生儿两乳头连线中点与剑突之间，即胸骨体下 1/3 处，其余四指环绕躯干，双拇指第一关节应屈曲，垂直按压在胸骨上（拇指法）（图 12.7）；或用一手示指、中指指尖垂直按压胸骨，另一手支撑新生儿背部（双指法）（图 12.8）。按压深度为胸廓前后径的 1/3，按压时间稍短于放松时间，放松时手指应不离开胸壁。助手继续行正压通气。胸外按压和正压通气的比例应为 3:1，即每 3 次胸外按压后正压通气 1 次。每分钟约 120 个动作：90 次胸外按压和 30 次正压通气。操作时胸外按压者边按压边大声念出："1－2－3－呼吸、1－2－3－呼吸、..."，正压通气者在"呼吸"时挤压气囊，在"1"时放松。

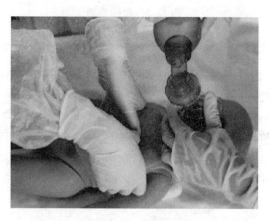

图 12.7   拇指法

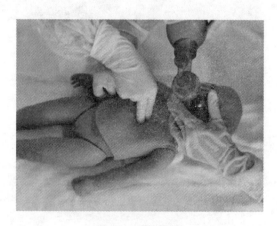

图 12.8   双指法

（3）评估：胸外心脏按压和气囊面罩正压人工呼吸 30 秒后，再次评估心率、呼吸、皮肤颜色。①如新生儿有自主呼吸、心率 >100 次/分、面色红润，则进行复苏后处理；②如心率 60～100 次/分，继续气囊面罩正压人工呼吸；③如心率仍 <60 次/分，除继续胸外心脏按压和气囊面罩正压人工呼吸外，考虑使用肾上腺素。

【操作流程】

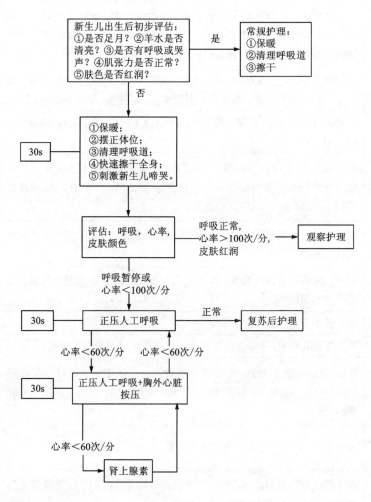

【实训要求与注意事项】

1. 复苏过程中严格遵守无菌操作原则。

2. 初步复苏中若羊水有胎粪污染时，评估新生儿有无活力。有活力的定义为：规律呼吸或哭声响亮、肌张力好、心率 > 100 次/min。以上三项中有一项不符为无活力，应立即行喉镜气管插管吸引胎粪。

3. 用听诊器听诊心率 6 秒钟，把得到的数值乘以 10 作为每分钟心率。

【分析与思考】

1. 在复苏过程中有一个非常重要的循环在不断重复，请问是什么？评估是基于哪几项体征？

2. 某新生儿出生时呼吸暂停，在清理呼吸道后仍无自主呼吸，立即采取正压人工呼吸。30 秒后再次评价心率，若此时心率为 50 次/min；请制定复苏抢救方案。

新生儿窒息复苏术考核评分标准

项目		考核点及要求	分值	得分
目的(6分)		通过新生儿窒息复苏能保持气道通畅,建立呼吸,维持正常循环,使新生儿尽快恢复自主循环或自主呼吸,或者延长机体耐受临床死亡的时间,为进一步生命支持创造条件	6	
准备(8分)		1.用物:新生儿复苏模型,新生儿吸痰器,一次性吸痰管,洗耳球,新生儿复苏气囊及面罩,新生儿辐射保暖台,听诊器,浴巾,肩垫	5	
		2.操作者:戴口罩、帽子,按外科洗手法洗手(口述),穿无菌手术衣、戴无菌手套	3	
快速评估(5分)		新生儿出生后立即评估:①是否足月?②羊水是否清亮?③是否有呼吸或哭声?④肌张力是否好?⑤肤色是否红润?只要有1项回答是"否",立即开始初步复苏(口述)	5	
操作(75分)	初步复苏(时间:30秒)	把新生儿置于辐射保暖台,肩胛下垫高2~3 cm,呈轻度伸仰位(鼻吸气位)	5	
		用一次性吸痰管或洗耳球,按照先口、咽后鼻的顺序清理呼吸道,吸引时间不超过15秒	5	
		快速擦干全身,重新摆正体位	5	
		刺激新生儿啼哭(手指弹足底或背部触摸2次以诱发自主呼吸)	5	
	评价	呼吸、心率、皮肤颜色,心率评估6秒钟。若触觉刺激后呼吸暂停或抽泣样呼吸,心率<100次/min,持续中心性发绀,应给予正压人工呼吸(口述)	5	
	气囊面罩正压人工呼吸(时间:30秒)	面罩盖住新生儿口、鼻,但不能盖住眼睛	5	
		左手拇指和示指形成"C"形环绕下压面罩边缘,右手挤压气囊频率为40~60次/min(按照"呼吸-2-3"的节律)	10	
	评价	呼吸、心率、皮肤颜色,心率评估6秒钟。若正压人工呼吸30秒后心率<60次/min,继续正压人工呼吸的同时进行胸外心脏按压(口述)	5	
	胸外心脏按压(时间:30秒)	用拇指法或双指法进行按压,按压姿势正确;部位在新生儿两乳头连线中点与剑突之间,按压深度为胸廓前后径的1/3	10	
		胸外心脏按压和正压人工呼吸配合默契,按照"1-2-3-呼吸"的节律来进行,比例为3:1	10	
	评价	胸外按压30秒后评估心率,如果心率仍然<60次/min,同时遵医嘱使用1:10000肾上腺素等药物(口述)	5	
	复苏后处理	评估:若新生儿有自主呼吸、心率>100次/min、面色红润,继续观察新生儿一般情况,转交新生儿科进一步处理(口述);整理用物,洗手,记录	5	

续上表

项目	考核点及要求	分值	得分
评价(6分)	复苏中严格按照"评价→决策→措施"来进行，正压人工呼吸通气有效操作时间控制较好，迅速有效，动作规范、操作熟练、准确、轻柔，爱伤观念强	3	
		3	
总分		100	

实训十三

常用妇科检查

【实训目的】

1. 通过阴道窥器的使用可观察阴道、宫颈的情况, 也为阴道分泌物检查、宫颈刮片、宫颈活组织检查等创造条件。

2. 通过双合诊、三合诊及肛腹诊检查可以了解子宫、输卵管及卵巢情况, 为妇科疾病的诊断提供依据。

【操作准备】

1. 用物准备: 高级妇科训练模型, 窥阴器, 无菌手套, 消毒液, 润滑液, 一次性消毒臀垫, 长棉签, 无齿长镊子, 照明灯等。

2. 操作者准备: 修剪指甲, 对好照明光源, 七步洗手法洗手, 温暖双手, 戴好无菌手套。

【操作方法和步骤】

嘱患者先排空膀胱, 操作者站在患者右侧, 协助其仰卧, 脱去对侧裤腿盖在近侧腿部, 取膀胱截石位, 在臀下放一便盆或铺一次性使用会阴垫。

1. 外阴检查

(1) 观察外阴的发育情况, 阴毛多少及分布, 有无水肿、溃疡、赘生物及肿块, 注意皮肤和黏膜色泽及质地变化。

(2) 用拇指、示指分开大、小阴唇, 暴露阴道口、尿道口及阴道前庭。观察尿道口有无红肿, 前庭大腺有无肿大, 处女膜是否完整。如患者为经产妇应嘱患者向下屏气用力, 了解有无阴道前后壁膨出、子宫脱垂及尿失禁等。

2. 阴道窥器检查

(1) 将阴道窥器用液状石蜡或生理盐水润滑后两叶合拢。用左手示指和拇指分开两侧小阴唇, 暴露阴道口。

(2) 右手持阴道窥器避开尿道口, 沿阴道侧后壁斜行缓慢插入阴道内(图13.1), 边推边进, 观察阴道前后壁黏膜颜色、皱襞情况。然后将阴道窥器旋转90°(两叶转平), 缓慢张开, 完全暴露宫颈、阴道壁及阴道穹隆; 继续观察阴道侧壁情况, 注意阴道是否通畅, 有无畸形、裂伤、炎症、溃疡、囊肿, 阴道分泌物的颜色、性状及有无异味。

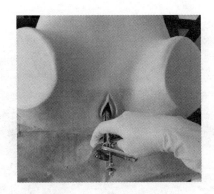

图 13.1　放置阴道窥器

(3)阴道窥器暴露宫颈后，旋紧侧部或中部的螺丝，使窥器固定在阴道内(图 13.2)。观察宫颈大小、颜色、外口形状，有无肥大、糜烂、息肉、腺囊肿、撕裂等，宫颈管内有无出血或分泌物。

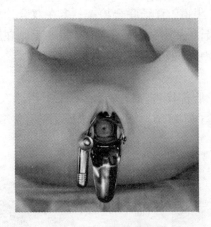

图 13.2　固定阴道窥器

(4)取出阴道窥器前，放松侧部或中部螺丝，将两叶合拢，缓慢退出。

3.双合诊检查：即阴道-腹壁检查。

(1)阴道检查：检查者一手戴好无菌手套，示、中指涂润滑剂后，轻轻通过阴道口，沿后壁进入阴道(图 13.3)。先了解阴道通畅度、有无畸形、瘢痕、肿块及有无触痛，了解宫颈大小、形状、硬度，然后向上抬举及左右摆动宫颈了解有无疼痛。

(2)子宫检查：将阴道内两指放在宫颈下方，另一手掌心朝下，手指平放在患者的腹部平脐处；当阴道内手指向上向前方抬举宫颈时，腹部手指指腹向下往后按压腹壁，并逐渐移至耻骨联合处，扪及子宫位置、大小、形状、硬度、活动度及有无压痛(图 13.4)。

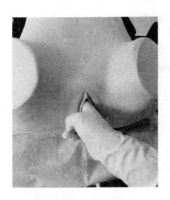

图 13.3　阴道检查

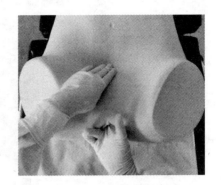

图 13.4　双合诊检查子宫

（3）附件检查：将阴道内两指由宫颈后方移至侧穹隆，尽可能往上向盆腔深部扪诊，与此同时，另一手从同侧下腹壁髂嵴水平开始，由上往下按压腹壁，与阴道内手指相互对合，以触及子宫附件有无肿块、增厚、压痛。

4. 三合诊检查：即腹部、阴道、直肠联合检查；多在双合诊检查后即进行。检查者一手示指放入阴道，中指涂上石蜡油后缓慢放入直肠内，另一手则在腹部配合（图 13.5）。可弥补双合诊的不足，用于了解盆腔后部及直肠子宫陷凹的情况。

5. 肛腹诊检查：即直肠 - 腹部检查。检查者将一手示指插入直肠，另一手放在下腹部配合，检查方法及内容同双合诊（图 13.6）。适用于未婚、阴道狭窄及闭锁的妇女。

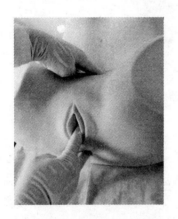

图 13.5　三合诊

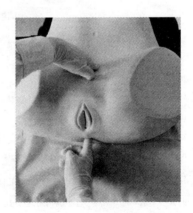

图 13.6　肛腹诊检查

妇科检查完毕后撤去一次性会阴垫，协助患者穿裤，取舒适卧位，整理床单位。

【操作流程】

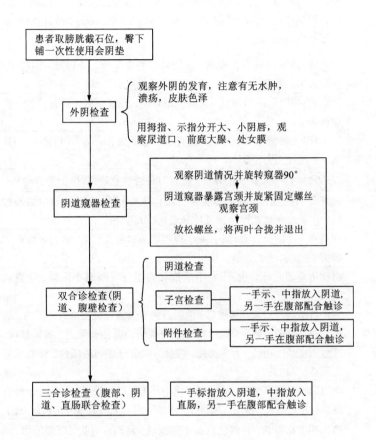

【实训要求与注意事项】

1. 妇科检查前应核对患者姓名、年龄、是否有性生活史, 简要说明操作的名称、目的及可能的不适。

2. 病室温度适中, 检查时用屏风遮挡, 注意保护患者隐私。

3. 每检查一人换一张臀垫, 防止交叉感染。

4. 检查时认真仔细, 动作轻柔。双合诊检查中输卵管正常不能扪及, 卵巢偶可扪及。

5. 男性医务人员给患者检查时, 需有其他女性人员在场, 以避免引起不必要的误会。

【分析与思考】

1. 进行阴道窥器检查时, 在放置及取出阴道窥器中怎样才能减轻患者的不适?

2. 在双合诊检查子宫及附件情况时, 双手应该怎样配合?

常用妇科检查考核标准

项目		考核点及要求	分值	得分
目的(8分)		通过阴道窥器的使用可观察阴道、宫颈的情况,通过双合诊、三合诊及肛腹诊检查可以了解子宫、输卵管及卵巢情况,为妇科疾病的诊断提供依据	8	
准备(12分)		1.用物:高级妇科检查模型、窥阴器、消毒手套、消毒液、润滑液、一次性消毒臀垫、长棉签、无齿长镊子、照明灯等	4	
		2.患者:排空膀胱后仰卧,取膀胱截石位,在臀下放一便盆或铺一次性会阴垫	4	
		3.操作者:修剪指甲,对好照明光源,七步洗手法洗手(口述),温暖双手,戴好无菌手套	4	
评估要点(3分)		是否每检查一人换一张臀垫;检查时是否注意遮挡,保护患者隐私	3	
操作(72分)	外阴检查	观察外阴的发育,阴毛多少及分布,有无水肿、溃疡、赘生物及肿块,注意皮肤和粘膜色泽及质地变化(口述)	5	
		用拇指、食指分开大、小阴唇,观察尿道口有无红肿,前庭大腺有无肿大,处女膜是否完整	5	
	阴道窥器检查	将阴道窥器两叶合拢,用左手示指和拇指分开两侧小阴唇,暴露阴道口	5	
		右手持阴道窥器避开尿道口,沿阴道侧后壁斜行缓慢插入阴道内,边推边进并将两叶转平(旋转90°)。观察阴道壁粘膜颜色、皱襞情况,注意阴道是否通畅,有无炎症、溃疡,阴道分泌物的颜色、性状及有无异味(口述)	6	
		阴道窥器暴露宫颈后,旋紧侧部或中部的螺丝。观察宫颈大小、外口形状,有无肥大、糜烂、息肉等,宫颈管内有无出血或分泌物(口述)	5	
	双合诊检查	取出阴道窥器前,放松侧部或中部螺丝,将两叶合拢,缓慢退出	5	
		(1)阴道检查:一手示、中指(涂润滑剂后)轻轻通过阴道口,沿后壁进入阴道。了解阴道通畅度、宫颈大小、硬度(口述),向上抬举及左右摆动宫颈了解有无疼痛	5	
		(2)子宫检查:阴道内两指放在宫颈下方,向上向前方抬举宫颈;另一手掌心朝下,手指指腹向下往后按压腹壁。扪及子宫位置、大小、形状、硬度、活动度及有无压痛(口述)	10	
		(3)附件检查:将阴道内两指由宫颈后方移至侧穹隆,尽可能往上向盆腔深部扪诊;与此同时,另一手从同侧下腹壁髂嵴水平开始,由上往下按压腹壁,与阴道内手指相互对合。触及子宫附件有无肿块、增厚、压痛(口述)	10	
	三合诊检查	检查者一手示指放入阴道,中指涂上石蜡油后缓慢放入直肠内,另一手则在腹部配合。可弥补双合诊的不足,用于了解盆腔后部及直肠子宫陷凹的情况(口述)	10	
	肛腹诊检查	检查者将一手食指插入直肠,另一手放在下腹部配合,检查方法及内容同双合诊。适用于未婚、阴道狭窄及闭锁的妇女(口述)	6	

续上表

项目	考核点及要求	分值	得分
评价(5分)	检查前是否核对患者姓名并简要说明操作的名称、目的及可能的不适	2	
	检查时认真仔细,动作轻柔,体现人文关怀(如年老患者协助其上、下检查床,冬季注意保暖),操作结束后洗手、整理用物	3	
总分		100	

实训十四

阴道灌洗

【实训目的】

阴道灌洗可以减少阴道分泌物，缓解局部充血，用于治疗生殖器炎症及妇科术前的常规阴道准备。

【操作准备】

1. 用物准备：女性阴道灌洗模型，弯盘，窥阴器，灌洗袋，灌洗液 500~1000 mL，消毒大棉签，输液架，一次性使用会阴垫，便盆（必要时）。

2. 操作者准备：修剪指甲，对好照明光源，七步洗手法洗手，戴无菌手套。

【操作方法和步骤】

1. 操作者站在患者右侧，协助其仰卧，脱去对侧裤腿盖在近侧腿部，取膀胱截石位，在臀下放一便盆或铺一次性使用会阴垫。

2. 灌洗袋挂于距床沿 60~70 cm 的输液架上，排去管内空气。灌洗液温度适宜，用前必须用手试温，以免烫伤或过冷对患者产生刺激。

3. 用灌洗液冲洗外阴部。

4. 左手分开小阴唇，将灌洗头插入至后穹隆处。

5. 边冲洗边将灌洗头围绕宫颈上下左右移动，或者用窥阴器扩开阴道暴露宫颈后，边冲洗边转动窥阴器。

6. 灌洗中臀部不要抬起，以免污水流入后背。

7. 当灌洗液残留 100 mL 时，夹住并下压灌洗头（或窥阴器）使阴道内残留液完全流出，取出灌洗头或窥阴器。

8. 再次冲洗外阴部。

9. 撤去一次性会阴垫，协助患者穿裤，取舒适卧位，整理床单位。

【操作流程】

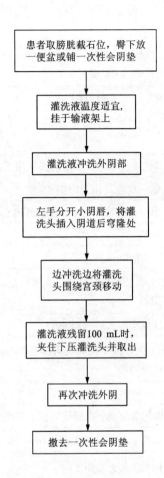

患者取膀胱截石位，臀下放一便盆或铺一次性会阴垫

↓

灌洗液温度适宜，挂于输液架上

↓

灌洗液冲洗外阴部

↓

左手分开小阴唇，将灌洗头插入阴道后穹隆处

↓

边冲洗边将灌洗头围绕宫颈移动

↓

灌洗液残留100 mL时，夹住下压灌洗头并取出

↓

再次冲洗外阴

↓

撤去一次性会阴垫

【实训要求与注意事项】

1. 灌洗前嘱患者排空膀胱，对好照明光源，使用屏风。
2. 灌洗中注意保暖，保护患者隐私，并询问患者有无不适。
3. 灌洗结束后扶患者坐起，擦干外阴部，协助患者穿好裤子。

【分析与思考】

阴道灌洗时的注意事项是什么？

阴道灌洗考核标准

项目	考核点及要求	分值	得分
目的	阴道灌洗可以减少阴道分泌物,缓解局部充血,用于治疗生殖器炎症及妇科术前的常规阴道准备	6	
准备	1.用物:弯盘,窥阴器,灌洗袋,灌洗液 500~1000 mL,消毒大棉签,输液架,一次性使用会阴垫,便盆(必要时)	5	
	2.患者:排空膀胱后仰卧,取膀胱截石位	2	
	3.操作者:修剪指甲,对好照明光源,七步洗手法洗手,戴好无菌手套(口述)	4	
评估要点	评估环境、隐蔽程度,评估灌洗液温度,用前必须用手试温	5	
操作	在患者臀下放一便盆或铺一次性使用会阴垫	6	
	灌洗袋挂于距床沿 60~70 cm 的输液架上,排去管内空气	8	
	用灌洗液冲洗外阴部	10	
	左手分开小阴唇,将灌洗头插入至后穹窿处	10	
	边冲洗边将灌洗头围绕宫颈上下左右移动,或者用窥阴器扩开阴道暴露宫颈后边冲洗边转动窥阴器	10	
	灌洗中臀部不要抬起,以免水流入后背(口述)	5	
	当灌洗液残留 100 mL 时,夹住并下压灌洗头(或窥阴器)使阴道内残留液完全流出,取出灌洗头或窥阴器	10	
	再次冲洗外阴部	6	
	撤去一次性会阴垫,协助患者穿裤,取舒适卧位,整理床单位	5	
评价	操作前是否向患者解释操作目的,是否无菌操作	4	
	操作准确、熟练,操作中注意人文关怀	4	
总分		100	

实训十五

会阴擦洗

【实训目的】

会阴擦洗目的是保持会阴清洁、舒适，防止泌尿、生殖系统的逆行感染，促进会阴伤口愈合。适用于分娩后会阴有伤口者、急性外阴炎、妇产科手术后留置尿管者、会阴及阴道手术前后患者、长期阴道流血患者。

【操作准备】

1. 用物准备：高级妇科训练模型，无菌弯盘，无菌治疗碗，无菌镊子或卵圆钳2把，无菌干纱布2块，浸有0.5%碘伏溶液棉球罐，一次性会阴垫，浴巾。

2. 操作者准备：修剪指甲，按七步洗手法洗手。

【操作方法和步骤】

1. 操作者站在产妇或患者右侧，协助其仰卧取膀胱截石位，臀下铺一次性会阴垫。

2. 戴一次性手套，夹取碘伏棉球于无菌治疗碗内，一把镊子或卵圆钳用于夹取碘伏棉球，另一把接取碘伏棉球用于擦洗会阴部。

3. 擦洗时由内向外，自上而下，先对侧后近侧进行。顺序为：尿道口→小阴唇→大阴唇→阴阜→会阴→两侧臀部→肛门周围。会阴有伤口时，先擦洗伤口处，再按照上述顺序擦洗。如为妇产科手术后留置导尿管者，在擦洗尿道口时，应顺导尿管一次擦净导尿管四个面。

4. 会阴擦洗三遍，顺序相同，每遍范围不超过上一遍。每擦一个部位要更换一块药液棉球，以防交叉感染。

5. 撤去一次性会阴垫，协助产妇或患者穿裤，取舒适卧位，整理床单位。

【操作流程】

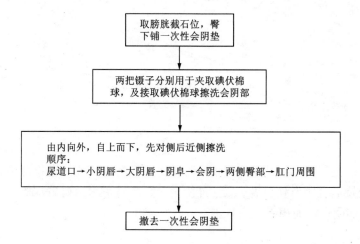

取膀胱截石位，臀下铺一次性会阴垫

两把镊子分别用于夹取碘伏棉球，及接取碘伏棉球擦洗会阴部

由内向外，自上而下，先对侧后近侧擦洗
顺序：
尿道口→小阴唇→大阴唇→阴阜→会阴→两侧臀部→肛门周围

撤去一次性会阴垫

【实训要求与注意事项】

1. 操作前向产妇或患者解释操作目的，注意保暖、遮挡，保护患者隐私。
2. 严格执行无菌技术操作原则。
3. 擦洗时注意会阴部切口愈合情况，注意有无红肿及分泌物性质等情况。发现异常，及时记录并汇报。

【分析与思考】

1. 会阴擦洗的适应证有哪些？
2. 分娩后会阴有伤口者应该怎样擦洗？

会阴擦洗考核标准

项目	考核点及要求	分值	得分
目的 （10分）	1. 保持会阴清洁、舒适，防止泌尿、生殖系统的逆行感染，促进会阴伤口愈合	5	
	2. 适用于分娩后会阴有伤口者、急性外阴炎、妇产科手术后留置尿管者、会阴及阴道手术前后患者、长期阴道流血患者	5	
准备（8分）	1. 用物：无菌弯盘，无菌治疗碗，无菌镊子或卵圆钳 2 把，无菌干纱布 2 块，浸有 0.5% 碘伏溶液棉球罐，一次性会阴垫，浴巾	4	
	2. 患者：排空膀胱后仰卧，取膀胱截石位	2	
	3. 操作者：修剪指甲，按七步洗手法洗手（口述）	4	
评估要点 （8分）	评估会阴有无伤口及炎症，是否留置导尿管	4	
	评估环境、室内温度，有无围帘或屏风遮挡	4	
操作 （66分）	在患者臀下铺一次性会阴垫	6	
	戴一次性手套，夹取碘伏棉球于无菌治疗碗内，一把镊子或卵圆钳用于夹取碘伏棉球，另一把接取碘伏棉球用于擦洗会阴部	10	
	擦洗时由内向外，自上而下，先对侧后近侧进行。顺序为：尿道口→小阴唇→大阴唇→阴阜→会阴→两侧臀部→肛门周围	25	
	会阴有伤口时，先擦洗伤口处，再按照上述顺序擦洗（口述）	5	
	如为妇产科手术后留置导尿管者，在擦洗尿道口时，应顺导尿管一次擦净导尿管四个面（口述）	5	
	会阴擦洗三遍，顺序相同，每遍范围不超过上一遍。每擦一个部位要更换一块药液棉球，以防交叉感染	10	
	撤去一次性会阴垫，协助产妇或患者穿裤，取舒适卧位，整理床单位	5	
评价（8分）	操作前向产妇或患者解释操作目的，严格执行无菌技术原则	3	
	操作准确、熟练，操作中注意人文关怀	3	
总分		100	

实训十六　会阴湿热敷

【实训目的】

会阴湿热敷能促进局部血液循环，改善组织营养，增强局部白细胞的吞噬作用，加速组织再生和消炎、止痛，促进血肿、水肿的吸收。

【操作准备】

1. 用物准备：高级妇科训练模型，橡胶单1块，棉垫1个，治疗巾1块，消毒弯盘2个，镊子2把，消毒干纱布2块，凡士林，50%硫酸镁溶液，95%乙醇溶液。
2. 操作者准备：修剪指甲，七步洗手法洗手，戴一次性手套。

【操作方法和步骤】

1. 嘱患者排空膀胱后仰卧，协助患者松解衣裤暴露热敷部位，臀下铺橡胶单及一次性垫巾。
2. 行外阴擦洗，清洁局部，热敷部位先薄涂一层凡士林。
3. 热敷部位盖上无菌干纱布，再轻轻敷上热敷溶液中的湿纱布，再盖上棉垫。
4. 每3~5分钟更换热敷一次，一次热敷约15~30分钟。也可将热水袋放在棉垫外或用红外线灯照射，以延长更换敷料时间。
5. 热敷完毕，移去热敷垫，用纱布擦拭皮肤上的凡士林。
6. 协助患者整理衣裤，撤去橡胶单及一次性垫巾，整理床单位。

【操作流程】

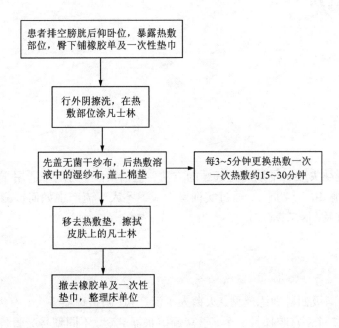

患者排空膀胱后仰卧位，暴露热敷部位，臀下铺橡胶单及一次性垫巾

↓

行外阴擦洗，在热敷部位涂凡士林

↓

先盖无菌干纱布，后热敷溶液中的湿纱布，盖上棉垫 → 每3~5分钟更换热敷一次一次热敷约15~30分钟

↓

移去热敷垫，擦拭皮肤上的凡士林

↓

撤去橡胶单及一次性垫巾，整理床单位

【实训要求与注意事项】

1. 会阴湿热敷前向患者介绍操作目的及操作方法以取得配合。
2. 湿热敷的温度一般为41℃~46℃，热敷面积是病损范围的2倍。
3. 湿热敷过程中定期检查热水袋的完好性，防止烫伤。

【分析与思考】

会阴湿热敷有哪些好处？

实训十七

人工流产术

【实训目的】

人工流产是避孕失败后早期终止妊娠的方法，包括负压吸引术(适用于妊娠 10 周内)和钳刮术(适用于妊娠 10 ~ 14 周)。通过实训操作应熟悉人工流产中如何探测宫腔、扩张宫颈，怎样进行负压吸宫及刮匙刮宫。

【操作准备】

1. 用物准备：高级妇科训练模型，灭菌人工流产包(阴道窥器 1 个、有齿卵圆钳 2 把、宫颈钳 1 把、长镊子 2 个、宫腔探针 1 个、子宫颈扩张器 1 套、不同型号吸管各 1 个、刮匙 2 把、弯盘 1 个、洞巾 1 块)，纱布 2 块，棉球若干，0.5% 聚维酮碘液，人工流产负压电吸引器。

2. 操作者准备：修剪指甲，戴口罩、帽子，外科洗手后穿无菌手术衣、戴无菌手套。

【操作方法和步骤】

一、负压吸引术

受术者排空膀胱后取膀胱截石位，常规消毒外阴和阴道，铺无菌巾。

1. 做双合诊检查复查子宫位置、大小及附件情况。

2. 用阴道窥器扩张阴道、暴露宫颈，并用碘伏棉球消毒。

3. 先用宫颈钳夹持宫颈前唇后左手向外牵拉，右手用宫腔探针顺子宫屈度方向逐渐进入宫腔，探测宫腔深度并用指尖在探针上做标记(图 17.1)。

4. 右手以执笔式持宫颈扩张器自 5 号起逐渐扩张宫颈，扩至大于准备用的吸管半号或 1 号(图 17.2)。必要时可用棉签蘸 1% 丁卡因溶液放置宫颈管内 3 ~ 5 分钟。

5. 吸管负压吸引

(1)吸引前将吸管末端与消毒橡皮管相连，并连接到负压吸引器橡皮管前端接头上，进行负压吸引试验。

(2)根据孕周选择吸管粗细及调节负压大小，压力一般控制在 400 ~ 500 mg。

(3)将吸管头部缓慢送入宫底，按顺时针方向吸引宫腔 1 ~ 2 圈。

(4)若感觉宫腔缩小、宫壁粗糙感、吸头紧贴宫壁(移动受阻)且宫颈出现血性泡沫时，表示妊娠物已被吸净。此时，应捏紧折叠橡皮管阻断负压后，缓慢取出吸管。

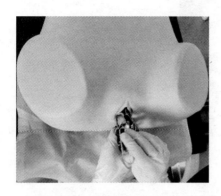

图 17.1　探测宫腔

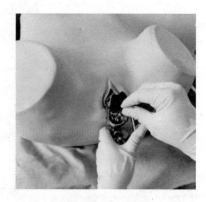

图 17.2　扩张宫颈

6. 用小号刮匙自左侧宫角开始，逆时针方向轻刮两侧宫角及宫底，检查宫腔是否吸净。

7. 取下宫颈钳，用棉球拭净宫颈及阴道血迹，观察无异常后取出阴道窥器，结束手术。

二、钳刮术

受术者术前口服、肌注或阴道放置扩张宫颈药物，如前列腺素制剂，使宫颈扩张、软化。嘱排空膀胱后取膀胱截石位，常规消毒外阴和阴道，铺无菌巾。

1. 做双合诊检查复查子宫位置、大小及附件情况。

2. 用阴道窥器扩张阴道、暴露宫颈，并用碘伏棉球消毒。

3. 先用宫颈钳夹持宫颈前唇后左手向外牵拉，右手用宫腔探针顺子宫屈度方向逐渐进入宫腔，探测宫腔深度并用指尖在探针上做标记。也可以用卵圆钳或 7 号吸管代替探针来探测宫腔深度，以免细小的探针造成子宫穿孔。

4. 右手以执笔式持宫颈扩张器逐渐扩张宫颈，通常孕 11 周宫颈需扩张至 9 ~ 11 号，孕 12 ~ 14 周扩张至 11 ~ 12 号。

5. 用有齿卵圆钳按子宫屈度进入宫腔，夹破胎膜后，卵圆钳退至宫颈管内口并张开钳叶，使羊水流净。

6. 卵圆钳沿子宫后壁进入宫腔，在后壁或侧壁寻找胎盘。夹到软而厚的组织便向外轻轻牵拉并左右转动，使胎盘逐渐松动、剥离，并完整或大块地钳出胎盘组织。然后用卵圆钳夹取胎儿躯体、四肢及头部。

7. 检查胎儿、胎盘是否完整，观察宫腔有无活动性出血及宫缩情况。若出血多，宫颈注射缩宫素 10U。

8. 用刮匙自左侧宫角开始，逆时针方向搔刮宫壁 2 圈，当感到宫腔缩小、宫壁粗糙时即可（图 17.3）。

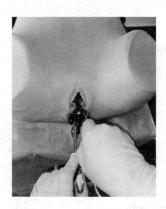

图 17.3　刮匙刮宫腔

9.取下宫颈钳,用棉球拭净宫颈及阴道血迹,观察无异常后取出阴道窥器,结束手术。

【操作流程】

(一)负压吸引术

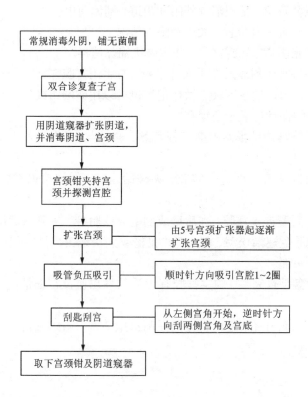

(二)钳刮术

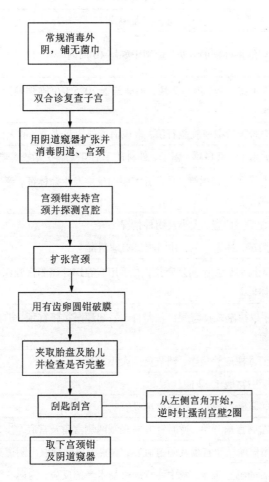

常规消毒外
阴，铺无菌巾

↓

双合诊复查子宫

↓

用阴道窥器扩张并
消毒阴道、宫颈

↓

宫颈钳夹持宫
颈并探测宫腔

↓

扩张宫颈

↓

用有齿卵圆钳破膜

↓

夹取胎盘及胎儿
并检查是否完整

↓

刮匙刮宫 —— 从左侧宫角开始，
逆时针搔刮宫壁2圈

↓

取下宫颈钳
及阴道窥器

【实训要求与注意事项】

1.术前告知受术者手术过程及可能出现的情况，解除其思想顾虑，取得更好的配合。

2.扩张宫颈时不能强行进入宫腔，注意用力均匀，以免发生宫颈内口损伤。

3.吸管经过宫颈管时操作者左手折叠橡皮管以防带负压进出宫腔引起迷走神经兴奋而发生人工流产综合征及宫颈内膜损伤发生粘连。

4.负压吸引术结束后，用纱布过滤吸出物，测量血液及组织容量，仔细检查有无绒毛、胚胎组织，必要时送病理检查。

5.术后受术者在观察室卧床休息1小时，注意观察腹痛及阴道流血情况。术后1个月内禁止性生活及盆浴。

【分析与思考】

1.负压吸引术中怎样判断妊娠组织是否已经吸净？

2.在负压吸引术、钳刮术中如何扩张宫颈？

负压吸引术考核评分标准

项目	考核点及要求	分值	得分
目的 （5分）	避孕失败后早期终止妊娠的方法，适用于妊娠10周内	5	
准备 （12分）	1. 用物：灭菌人工流产包，纱布2块，棉球若干，0.5%聚维酮碘液，人工流产负压电吸引器	4	
	2. 受术者：排空膀胱后取膀胱截石位，常规消毒外阴和阴道，铺无菌巾	4	
	3. 操作者：修剪指甲，戴口罩、帽子，外科洗手后穿无菌手术衣、戴无菌手套	4	
评估要点 （6分）	评估子宫大小与孕周是否相符，受术者术中的反应及生命体征，评估子宫收缩及阴道流血情况	6	
操作 （71分）	双合诊检查复查子宫位置、大小及附件情况	8	
	阴道窥器扩张阴道、暴露宫颈，并用碘伏棉球消毒	6	
	宫颈钳夹持宫颈前唇后左手向外牵拉，右手用宫腔探针探测宫腔深度，并用指尖在探针上做标记	10	
	扩张宫颈：右手以执笔式持宫颈扩张器自5号起逐渐扩张宫颈，扩张宫颈时不能强行进入宫腔	10	
	将吸管末端与消毒橡皮管相连，调节负压大小	5	
	按顺时针方向吸引宫腔1~2圈	10	
	捏紧折叠橡皮管阻断负压后，缓慢取出吸管	6	
	用小号刮匙自左侧宫角开始，逆时针方向轻刮两侧宫角及宫底	10	
	取下宫颈钳，用棉球拭净宫颈及阴道血迹，观察无异常后取出阴道窥器	6	
评价 （6分）	术前做好受术者的思想工作，术中注意观察受术者的反应，沟通有效	3	
	操作规范，动作轻柔，无菌观念强	3	
总分		100	

钳刮术考核评分标准

项目	考核点及要求	分值	得分
目的（5分）	避孕失败后早期终止妊娠的方法，适用于妊娠10~14周	5	
准备 （12分）	1. 用物：灭菌人工流产包，纱布2块，棉球若干，0.5%聚维酮碘液	4	
	2. 受术者：排空膀胱后取膀胱截石位，常规消毒外阴和阴道，铺无菌巾	4	
	3. 操作者：修剪指甲，戴口罩、帽子，外科洗手后（口述）穿无菌手术衣、戴无菌手套	4	
评估要点 （6分）	评估子宫大小与孕周是否相符，受术者术中的反应及生命体征，评估子宫收缩及阴道流血情况	6	

续上表

项目	考核点及要求	分值	得分
操作 (71分)	双合诊检查复查子宫位置、大小及附件情况	8	
	阴道窥器扩张阴道、暴露宫颈,并用碘伏棉球消毒	6	
	宫颈钳夹持宫颈前唇后左手向外牵拉,右手用宫腔探针探测宫腔深度,并用指尖在探针上做标记	10	
	扩张宫颈:右手以执笔式持宫颈扩张器逐渐扩张宫颈,扩张宫颈时不能强行进入宫腔	10	
	有齿卵圆钳破膜后,退至宫颈管内口并张开钳叶,使羊水流净	10	
	用卵圆钳夹取胎盘与胎儿	6	
	核对胎儿、胎盘是否完整,观察宫腔有无活动性出血及宫缩情况(口述)	5	
	用刮匙自左侧宫角开始,逆时针方向搔刮宫壁2圈	10	
	取下宫颈钳,用棉球拭净宫颈及阴道血迹,观察无异常后取出阴道窥器	6	
评价 (6分)	术前做好受术者的思想工作,术中注意观察受术者的反应,沟通有效	3	
	操作规范,动作轻柔,无菌观念强	3	
总分		100	

妇产科护理学知识点梳理

1. 女性外阴受伤后容易形成血肿的部位是**大阴唇**。

2. 外生殖器极为敏感的部位是**阴蒂**。

3. 内生殖器包括**阴道、子宫、输卵管、卵巢**。

4. 阴道黏膜由**复层鳞状上皮细胞覆盖，无腺体**。

5. 产生月经的器官是**子宫**。成年妇女的子宫**长约7~8 cm**，**宽4~5 cm**，**厚2~3 cm**，重约**50 g**，容积约**5 mL**。

6. 宫颈宫体相连处称为**子宫峡部**。子宫峡部长约**1 cm**。峡部的上端因在解剖结构上较窄，称为**解剖学内口**，峡部的下端因内膜由宫腔内膜转变为宫颈黏膜，称为**组织学内口**。

7. **子宫颈外口柱状上皮与鳞状上皮交界处**是宫颈癌好发部位。

8. 子宫内膜上 2/3 的**功能层**能发生周期性变化；余下 1/3 靠近子宫肌层的**基底层**，无周期性变化，起再生修复的作用。

9. 子宫位于**骨盆腔中央，坐骨棘水平之上**；主要**靠子宫韧带及骨盆底肌和筋膜的支托作用**。

10. 圆韧带有维持**子宫前倾位**的作用；阔韧带维持子宫在盆腔的**正中位置**；主韧带是**固定子宫颈**正常位置的重要组织；**子宫骶骨韧带**间接保持子宫于前倾的位置。

11. 卵子从卵巢排出后，与精子受精部位是在**输卵管壶腹部**。

12. 输卵管结扎术的结扎部位是输卵管的**峡部**。

13. 输卵管伞部具有**"拾卵"**作用。

14. 卵巢是妇女性腺器官，表面**无腹膜**覆盖。具有**生殖和内分泌功能，产生卵子和性激素**。

15. 与女性生殖器官相邻的器官有**膀胱、尿道、输尿管、直肠、阑尾**。

16. 骨盆由**骶骨、尾骨及左右两块髋骨**组成。每块髋骨又由**髂骨、坐骨和耻骨**融合而成。

17. 真假骨盆的界线为**耻骨联合上缘、两侧髂耻缘及骶骨岬上缘连线**。

18. 正常骨盆的形态是骨盆的入口平面呈**横椭圆形**，中骨盆平面**呈纵椭圆形**，出口平面呈**两个不同平面的三角形组成的菱形**。

19. 女性骨盆入口平面即为真假骨盆的交界面，**前后径**正常值是**11 cm**，**横径 13 cm**。

20. 中骨盆平面横径是指**坐骨棘**间径，平均值是**10 cm**。

21. 出口平面横径是指左右两侧**坐骨结节内侧缘**的距离，也称**坐骨结节间径**。正常值平均为**9 cm**。

22. 妇女站立时，骨盆入口平面与地平面所形成的角度，称为**骨盆倾斜度**，一般为**60°**。

23. 卵巢的周期性变化中卵泡期一般为 10～14 天，排卵多发生在**下次月经来潮前 14 日左右**，排卵后**7～8 日**黄体成熟、**9～10 日**黄体开始萎缩，黄体的寿命一般为 14 日。

24. 女性青春期开始的重要标志是**月经初潮**。

25. **青春期**是指从月经初潮到生殖器官逐渐发育成熟的时期。

26. 新生儿期是指**出生后 4 周内**。

27. **性成熟期**是女性生育功能最旺盛的时期，也是一生中历时最长的时期。

28. 排卵多发生在**下次月经来潮前 14 日左右**。排卵后**7～8 日**黄体发育达高峰，黄体寿命平均 14 天。

29. 月经周期的调节主要通过**下丘脑、垂体和卵巢**的激素作用，称下丘脑－垂体－卵巢轴。

30. 下丘脑性调节激素主要包括**促性腺激素释放激素和生乳素抑制激素**，垂体相关的调节激素包括**卵泡刺激素和黄体生成素**。**雌激素和孕激素**属于卵巢分泌的激素。

31. 雌激素促进**乳腺管的增生**，而孕激素则在已有雌激素影响的基础上，促进**乳腺腺泡发育**。

32. 雌激素促使子宫发育；使肌细胞增生和肥大；增强子宫收缩力；**增加**子宫平滑肌对缩宫素的敏感性；使子宫内膜**增生**。使宫口松弛，宫颈**黏液分泌增加**，质变**稀薄**。使阴道上皮增生、角化。

33. 孕激素使子宫肌纤维松弛，兴奋性**降低**；同时**降低**妊娠子宫对缩宫素的敏感性；使子宫内膜**由增生期转化为分泌期**。使宫颈口闭合，**黏液减少、变稠**。使**阴道上皮细胞脱落**加快。

34. 孕激素使排卵后基础体温**升高 0.3℃ ~ 0.5℃**。

35. **月经期**既是子宫内膜周期性变化最后阶段，又是**下一个月经周期的开始**。

36. 两次月经**第 1 天**的间隔时间称 1 个**月经周期**，一般为 28 ~ 30 天。

37. 月经第一次来潮称**月经初潮**，多数在 13 ~ 15 岁。月经血一般呈暗红色、无臭味，其主要特点是**不凝固**。其成分**除血液外，还含有子宫内膜碎片、宫颈黏液及脱落的阴道上皮细胞**。

38. 胎儿附属物是指胎儿以外的组织，包括**胎盘、胎膜、脐带和羊水**。

39. 受精卵着床后的子宫内膜称**蜕膜**。

40. 胎盘的功能：**气体交换、营养物质供应、排出胎儿代谢产物、防御功能及合成功能**。

41. 母血中的免疫物质如 IgG **可以通过胎盘**，对胎儿起保护作用。

42. 胎盘能防止一般细菌及病原体通过。但各种病毒（如风疹病毒、巨细胞病毒等）、弓形虫、分子量小对胎儿有害的药物，均可通过胎盘影响胎儿。

43. 胎膜由**平滑绒毛膜和羊膜**组成。

44. 妊娠早期羊水是**母体血清经胎膜进入羊膜腔的透析液**。妊娠中期后，**胎儿尿液**成为羊水的重要来源。

45. 妊娠 28 周末：胎儿身长约 35 cm，体重约**1000 g**。胎儿娩出后经特殊护理**能存活**。

46. 孕早期可以确诊早孕的是**B 超检查显示胎心**。

47. 脐带内有**一条**管腔大而管壁薄的脐静脉和**两条**管腔小而管壁厚的脐动脉。

48. 胎盘由**底蜕膜、叶状绒毛膜及羊膜**组成，在妊娠**12 周**基本形成。

49. 人绒毛膜促性腺激素（HCG）：可用放射免疫法在受精后 10 日左右自母体血清中测出，是诊断**早孕**最敏感的方法，至妊娠**第 8 ~ 10 周**达高峰。

50. 双顶经：是指两顶骨隆突间的距离，足月时平均长**9.3 cm**，是临床上判断胎儿大小的径线。

51. 孕期的体重 13 周以后平均每周增加 350 g，正常不应超过**500 g**，至妊娠足月时平均约增加**12.5 kg**。

52. 足月胎儿脐带长约**30 ~ 70 cm**。

53. 胎儿身体纵轴与母体身体纵轴之间的关系称**胎产式**，两轴平行者称纵产式，两轴垂直者称横产式。

54. 妊娠晚期孕妇宜采取**左侧卧位**。

55. 最先进入骨盆入口的胎儿部分称为**胎先露**，纵产式有头先露、臀先露、面先露、枕先露等，横产式有肩先露。

56. 胎先露的指示点与母体骨盆的关系称**胎方位**。枕先露以枕骨、面先露以颏骨、臀先露以骶骨、肩先露以肩胛骨为指示点。

57. 正常的胎方位为**枕前位**，包括枕左前位(LOA)和枕右前位(ROA)。

58. 目前我国围生期的时间规定是**妊娠满 28 周至出生后 7 天**。

59. 一般初孕妇开始自觉胎动的时间是在妊娠的**第 18 ~ 20 周**。

60. 超声检查最早在**5 周**可见到有节律的胎心搏动和胎动。

61. 血容量从妊娠 6 ~ 8 周起开始增加，至**妊娠 32 ~ 34 周时达高峰**。

62. 妊娠晚期因子宫增大使膈肌升高，心脏向左、前、上方移位。**心尖区可听及 1 ~ 2 级柔和吹风样收缩期杂音**。心率加快约 10 ~ 15 次/min。

63. 妊娠晚期若长时间仰卧位，可引起回心血量减少，心排血量降低，血压下降，称为**仰卧位低血压综合征**；**建议左侧卧位**。

64. 妊娠期易出现生理性糖尿(尤其在餐后)；**易患急性肾盂肾炎，以右侧多见**。

65. **停经**是妊娠最早的临床表现，但不是确诊的依据。

66. 半数左右的孕妇，在停经 6 周左右出现恶心、呕吐、食欲减退和偏食，称为**早孕反应**，一般在妊娠**12 周左右**自然消失。

67. 妊娠**18 ~ 20 周**后，临床上可在孕妇腹壁使用听筒听到胎心音，正常胎心音次数为每分钟**110 ~ 160 次**。

68. **胎动计数**是孕妇**自我监护胎儿安危最简单有效的方法**，监测胎动可判断胎儿在宫内的状态。

69. 在妊娠期有个人或社会不良因素及有某种并发症或致病因素等可能危害孕妇、胎儿及新生儿或导致难产者,称为**高危妊娠**。

70. 一般情况下,**正常胎动次数为 3～5 次/h**,＞30 次/12 h,若**＜10 次/12 h 提示胎儿缺氧**。

71. 测定**卵磷脂/鞘磷脂比值**(L/S)了解胎儿肺成熟度,如比值**≥2,提示胎儿肺成熟**。

72. 推算预产期(EDC)的依据是**末次月经第一天**,计算方法为从末次月经(LMP)开始的第 1 日起,月份**减 3 或加 9**,日期**加 7**。

73. 我国推荐的产前检查应于**确诊早孕**开始第一次检查,自妊娠 20 周开始规律产检,妊娠 28 周前每**4 周**检查一次,妊娠 28 周后每**2 周**检查一次,妊娠 36 周起**每周**检查一次。凡属高危妊娠者,酌情增加检查次数。

74. 胎心听诊应该在胎儿**背部稍靠上方**听得最清楚。枕左前位在肚脐左下方听诊,枕右前位在肚脐右下方听诊,骶左前位在肚脐左上方听诊,骶右前位在肚脐右上方听诊。

75. 骶耻外径测量的是第 5 腰椎棘突下凹陷至耻骨联合上中点距离,正常值为**18～20 cm**。

76. **髂棘间径**测量的是两侧髂前上棘外缘间的距离,可间接推测骨盆入口横径的长度。

77. 胎儿先露部的指示点与母体骨盆前、后、左、右、横的关系,称为**胎方位**。

78. 妊娠满 28 周至不满 37 周分娩者称为**早产**,妊娠满 37 周至不满 42 周分娩者,称为**足月产**,妊娠满 42 周及以后分娩者,称为**过期产**。

79. 决定分娩的四大因素有**产力、产道、胎儿和产妇的精神心理因素**。

80. 新生儿 Apgar 评分的五项依据是**心率、呼吸、肌张力、皮肤颜色、喉反射**。

81. 软产道是由**子宫下段、子宫颈、阴道及骨盆底软组织**构成的弯曲管道。

82. 非孕时长约 1 cm 的子宫峡部在妊娠末期逐渐被拉长形成**子宫下段**。

83. 临产后产力的主要力量是**子宫收缩力**,贯穿于分娩全过程中。

84. 子宫收缩力的特点为**节律性、对称性、极性及缩复作用**。

85. **节律性**是指子宫收缩由弱变强,持续一段时间后由强变弱,直至消失,子宫肌肉恢复松弛间歇一段时间后开始下一次宫缩的现象。

86. 极性是指子宫收缩以**子宫底部为最强最持久,向下则逐渐减弱**的特点。

87. 子宫收缩时子宫体部肌纤维缩短变宽,间歇时肌纤维有松弛,但不能完全恢复到原来强度的现象称**缩复作用**。

88. 腹肌及膈肌收缩力（腹压）是**第二产程时娩出胎儿的重要辅助力量**。

89. 肛提肌收缩力有协助胎先露部在骨盆腔进行**内旋转、仰伸**的作用。

90. 胎头双顶径进入骨盆入口平面，胎头颅骨最低点接近或达到坐骨棘水平称为**衔接（入盆）**。

91. 枕左前位胎头入盆衔接时的径线是**枕额径**，此时胎头矢状缝坐落在骨盆入口右斜径上。

92. 分娩机制中**下降间歇性贯穿于分娩全过程**。

93. 俯屈时胎头由衔接时的枕额径变为**枕下前囟径**。

94. 分娩机制中**内旋转使胎头矢状缝与中骨盆及出口平面的前后径相一致**。胎头于第一产程末完成内旋转动作。

95. 临产后观察胎先露下降程度的标志是**坐骨棘水平**。

96. **第一产程**又称宫颈扩张期，是指规律宫缩到宫口全开，第一产程初产妇约需**11 ~ 12 小时**，经产妇约需**6 ~ 8 小时**。

97. 临产开始的标志是**有规律且逐渐增强的子宫收缩**，持续 30 秒或以上，间歇 5 ~ 6 分钟，同时伴**进行性宫颈管消失、宫口扩张和胎先露部下降**。

98. **见红**是分娩即将开始比较可靠的征象。

99. 正常分娩时胎膜破裂多发生在**宫口近开全**时。

100. 初产妇**宫口开全（10 cm）**，经产妇**宫口开大 4 cm 且宫缩规律有力**时，应将产妇送进产房做好接产准备。

101. 潜伏期应每隔**1 ~ 2 小时**听诊 1 次胎心，活跃期每隔**15 ~ 30 分钟**听 1 次胎心，第二产程**5 ~ 10 分钟**听一次胎心。

102. **初产妇宫口扩张 <4 cm、经产妇 <2 cm** 时应行**温肥皂水灌肠**。但**胎膜早破、阴道流血、胎头未衔接、胎位异常、有剖宫产史、宫缩强估计 1 小时内即将分娩以及患严重心脏病**等，均不宜灌肠。

103. 第二产程首要的护理措施是**指导产妇屏气用力**。

104. **胎头拨露使阴唇后联合紧张时**，开始保护会阴。

105. 新生儿娩出后，首要的护理措施是立即**清理呼吸道**。

106. 胎盘剥离的征象：①宫底上升；②阴道口外露脐带自行向外延长；③阴道少量流血；④用手掌尺侧缘在耻骨联合上方轻压子宫下段，同时上推宫体外露脐带不再回缩。

107. 新生儿 Apgar 评分是以**心率、呼吸、肌张力、喉反射及皮肤颜色** 5 项体征为依据。

108. 产妇分娩结束后应继续在产房内观察**2 小时**。观察内容包括：**子宫收缩情况、宫底高度、膀胱充盈度、阴道流血量、会阴及阴道内有无血肿**。

109. 新生儿出生后应在**30 分钟之内**进行早吸吮、早接触、早开奶。

110. 产褥期一般为**6 ~ 8 周**。

111. 产褥早期因子宫收缩引起下腹部阵痛，又称**产后宫缩痛**。

112. 会阴部有侧切伤口的产妇，一般取**健侧卧位**。

113. 产后当日，宫底在脐平或脐下一横指，产后第一天，由于宫颈外口升至坐骨棘水平使宫底上升至平脐，以后**每日下降 1 ~ 2 cm**（一横指），至**产后 10 日**降入骨盆腔内，在**耻骨联合上方扪不到宫底**。

114. 胎盘附着面的子宫内膜完全修复需到**产后 6 周**。**产后 2 ~ 3 周**血容量恢复正常。

115. 正常恶露**有血腥味、无臭味，持续 4 ~ 6 周**。

116. 产妇的体温可在产后最初 24 小时内略升高，**一般不超过 38℃**。若产后 3 ~ 4 日出现泌乳热，则体温达 38.5℃。

117. 一般情况下产妇在产后**6 周内**应该禁止性生活。

118. 会阴水肿严重者可用**50% 硫酸镁或 95% 乙醇**湿热敷，每日 2 次。会阴如有侧切口，采取健侧卧位。

119. 如会阴切口处疼痛剧烈或有肛门坠胀感应怀疑**会阴部伤口血肿**。

120. 新生儿的**吸吮**动作可以刺激、反射性**促进乳汁分泌**。

121. 产后 1 周子宫颈外形及子宫颈内口完全恢复至非孕状态。**产后 4 周时子宫颈完全恢复到正常状态**。

122. 妊娠不满 28 周终止，胎儿体重不足 1000 g 者称**流产**。早期流产是指发生于妊娠**12 周以前者**。晚期流产发生于妊娠**12 周至不足 28 周**者。

123. 先兆流产：**停经后少量阴道流血**，有时伴有轻微下腹痛和腰痛。**子宫大小与停经周数相符，宫颈口未开**，胎膜未破，妊娠产物未排出。

124. 难免流产：阴道流血量增多，阵发性腹痛加重。妇科检查：**子宫大小与停经周数相符或略小，宫颈口已扩张，但组织尚未排出**。

125. 不全流产：**妊娠产物部分排出**，阴道出血可持续不止，下腹痛减轻。妇科检查：**子宫小于停经周数，宫颈口已扩张**，有时尚可见胎盘组织堵塞宫颈口。

126. 对于不全流产孕妇，一经确诊，护士需及时做好**清除宫内残留组织**的准备。

127. 流产术前对患者进行必要的**B 超检查**，明确孕囊着床部位，可有效排除异位妊娠，避免人工流产术的盲目性，做到有的放矢，减轻患者的痛苦。

128. 胚胎或胎儿已死亡滞留宫腔内未能及时自然排出者称**稽留流产**，又称过期流产。稽留流产时可能并发**凝血功能障碍**。

129. 先兆流产处理原则为根据病因进行**保胎治疗**；不全流产处理原则是一经确诊，立即**清除宫腔内残留组织**。

130. 有**习惯性流产史**的孕妇在下一次妊娠确诊后应卧床休息，加强营养，禁止性生活，补充维生素等，治疗期必须**超过以往发生流产的妊娠月份**。

131. 异位妊娠中**输卵管妊娠**最为常见，占异位妊娠的 95% 左右。

132. 引起输卵管妊娠的最常见原因是**慢性输卵管炎**。

133. **腹痛**是输卵管妊娠患者就诊的主要症状。

134. 当发生输卵管流产或破裂时，患者突感一侧下腹部**撕裂样疼痛**伴有恶心、呕吐。下腹明显压痛及反跳痛尤以患侧为重，内出血较多时有移动性浊音。阴道后穹隆饱满、有触痛，**宫颈举痛**。

135. **阴道后穹隆穿刺**是诊断输卵管妊娠的一种简单可靠方法。

136. 输卵管妊娠流产或破裂发生大出血时，主要的护理诊断为**组织灌注量不足（体液不足）**。

137. 妊娠期高血压疾病最基本的病理生理变化是**全身小动脉痉挛**。

138. 妊娠期高血压疾病简称妊高征，是妊娠期特有的疾病。主要表现为妊娠 20 周以后发生**高血压、蛋白尿和水肿**。

139. 子痫前期孕妇发生抽搐不能用其他原因解释者称**子痫**，是妊娠期高血压疾病最严重阶段。

140. 目前治疗妊娠期高血压疾病中子痫前期的首选解痉药物是**硫酸镁**。硫酸镁的滴注速度：以**1 g/h** 为宜，不超过 2 g/h。

141. 应用硫酸镁最先出现的中毒表现是**膝反射减弱或消失**。注意事项：使用硫酸镁过程中定时检查**膝反射是否减弱或消失；呼吸每分钟不少于 16 次；尿量不少于 25 mL/h 或 600 mL/24 h**。

142. 使用硫酸镁发生中毒反应时，应及时停用硫酸镁，并静脉推注**10% 葡萄糖酸钙**注射液进行解毒。

143. 子痫发生后，首先**用舌钳固定舌头以防咬伤唇舌或发生舌后坠**，同时**保持呼吸道通畅**；尽快控制抽搐，**硫酸镁为首选**药物。

144. 子痫患者的护理：应安置于**单间暗室**，保持绝对安静，**避免声、光刺激**，一切治疗活动和护理操作尽量轻柔且相对集中，限制探视。

145. 胎盘早剥主要病理变化是**底蜕膜出血**，形成血肿，使胎盘自附着处剥离。

146. 胎盘早剥多有诱发因素，如**高血压**、慢性肾炎、外伤等。**妊娠期高血压疾病最常见的产科并发症是胎盘早剥**。

147. 重型胎盘早剥时孕妇突然发生**腹部持续性疼痛**，伴有或不伴有阴道出血。腹部检查：子宫大于孕周，**硬如板状**，有压痛。**胎位不清，胎心多消失**。

148. **纠正休克、及时终止妊娠**是处理胎盘早剥的原则。

149. 前置胎盘的常见病因是**子宫内膜病变或损伤**。

150. 前置胎盘主要临床表现是**无诱因、无痛性、反复阴道流血**。出血时间的早晚，出血量的多少**与前置胎盘的分类有关**。

151. 诊断前置胎盘最可靠而安全的方法是B 超检查。**禁止做肛门检查**。

152. 前置胎盘患者的治疗原则是：**止血、纠正贫血和预防感染**。

153. 前置胎盘患者妊娠不足 36 周，或胎儿体重 < 2300 g，在保证孕妇安全的前提下，尽量让胎儿达到或接近足月，采取**期待疗法**。

154. 为防止早产儿颅内出血，宫口开全后行会阴侧切术以缩短第二产程。

155. 诊断为早产临产的依据是妊娠晚期**子宫收缩规律（20 分钟 4 次），伴宫颈管消退 75％以及进行性宫口扩张 2 cm 以上**。

156. 妊娠足月时羊水量**少于 300** mL 称为羊水过少。

157. 羊水过多是指妊娠的任何时期，羊水量**超过 2000 mL**。

158. 急性羊水过多胎儿无畸形时，可通过羊膜腔穿刺放羊水以改善压迫症状，但一次放羊水量**不超过 1500 mL**，放羊水后腹部放置**沙袋或加腹带**包扎，以防腹压骤降。

159. 妊娠合并心脏病患者**心功能Ⅲ级或以上者**不宜哺乳。

160. 妊娠合并心脏病孕产妇死亡的两大死因是**心衰和感染**。

161. 妊娠合并心脏病产妇产后宫缩不良者，应按摩子宫，并遵医嘱注射缩宫素 10 ~ 20U，预防产后出血，但禁用**麦角新碱**，以免静脉压增高引起心力衰竭。

162. **妊娠 32 ~ 34 周、分娩期及产后的最初 3 天内**，是患有心脏病的孕妇最危险的三个时期。

163. 心脏病患者一旦发生早期心衰征象，**应积极控制心衰后终止妊娠**。

164. 妊娠合并心脏病患者，第二产程中应**避免产妇屏气、用力，用阴道助产术缩短第二产程**。第三产程中胎儿娩出后立即在产妇腹部**放置沙袋**；防止腹压骤降诱发心力衰竭。

165. 娠娠合并病毒性肝炎，临近预产期有出血倾向可用**维生素 K**。

166. 妊娠合并重症病毒性肝炎，服用广谱抗生素的目的是**抑制大肠埃希菌、减少氨的吸收**。

167. 为了防止合并乙型病毒性肝炎的孕妇发生产后出血，应注意使用缩宫素加强宫缩前考虑使用**维生素 K**，加强凝血功能。

168. 心脏病患者是否可以妊娠是根据心功能分级来判定的。心功能为Ⅰ~Ⅱ级者，可以妊娠；心功能**Ⅲ级及Ⅳ级，或有心衰史者**不可以妊娠。

169. 妊娠期间孕妇容易**感染病毒性肝炎**，也易使原有的肝病加重。故肝炎患者原则上**不宜怀孕**。

170. 妊娠合并肝炎患者，临近预产期有出血倾向可**注射维生素 K**。

171. 对重症肝炎，**经积极控制 24 小时后**剖宫产**终止妊娠**。

172. 妊娠合并肝炎**HBeAg 阳性产妇**不宜哺乳，**应予回奶**。可口服**生麦芽冲剂或乳房外敷芒硝**回乳，**不宜使用雌激素回乳**。

173. 糖尿病孕妇**不宜口服降糖药物**，因磺脲类、双胍类降糖药可**致胎儿畸形**。应予胰岛素皮下注射。

174. 妊娠期糖尿病**饮食控制**是治疗的基础。

175. 糖尿病产妇娩出的新生儿，应在出生后半小时开始喂 25% **葡萄糖水 10 ~ 30 mL**，以防止新生儿低血糖。

176. 妊娠合并贫血是指**血红蛋白 <100g/L，血细胞比容 <0.30** 或红细胞计数。

177. 单纯扁平骨盆，骨盆外测量小于正常值的径线是**骶耻外径。**

178. 协调性宫缩乏力的表现是子宫收缩具有**正常的节律性、对称性和极性，但收缩力弱，宫缩压力低，持续时间短，间歇期长且不规律**。使宫口扩张和胎先露下降均缓慢，**致产程延长**。

179. 不协调性宫缩乏力时**子宫收缩失去了正常的节律性、对称性和极性**。收缩**节律不协调**，宫缩不是起自两侧宫角，**宫缩的兴奋点来自子宫的一处或多处**；宫缩时宫底部不强，而是中段或下段强，甚至**极性倒置**，属无效宫缩。

180. **潜伏期超过 16 小时**称潜伏期延长，**活跃期超过 8 小时**称活跃期延长。

181. 活跃期停滞：进入活跃期后，**宫口不再扩张 2 小时以上。**

182. 第二产程初产妇**超过 2 小时**，经产妇**超过 1 小时**尚未分娩，称第二产程延长。

183. 第二产程中胎头下降无进展达 1 小时称**第二产程停滞**。

184. 总产程超过 24 小时称**滞产**。

185. 胎儿出生体重**达到或超过 4000 g** 者，称巨大胎儿。

186. 可疑头盆不称或有轻度头盆不称者，在严密监护下可以**试产 2 ~ 4 小时**。

187. 协调性子宫收缩乏力，宫口扩张 ≥3 cm、无头盆不称，胎头已衔接者，可**行人工破膜**加强子宫收缩。

188. 协调性子宫收缩乏力若无头盆不称、胎位异常，可使用缩宫素静滴。**缩宫素 2.5U** 加入 5% 葡萄糖液（或生理盐水）500 mL，**从 4 ~ 5 滴/min 开始**，根据宫缩调整滴速，维持在有效宫缩（持续 40 ~ 60 min，间隔 2 ~ 4min）；**通常不超过 40 滴/分**。

189. 一旦缩宫素静滴中宫缩过强，**应立即停止滴注**，并汇报医生。

190. 不协调性子宫收缩乏力的处理原则是**恢复子宫收缩的协调性，可酌情给镇静剂（哌替啶），禁用缩宫素**。

191. 急产是指总产程在 **3h 内**。

192. 发生急产时**不宜灌肠**，如未消毒而分娩者，应尽早给母、儿注射 **1500U** 精制破伤风抗毒素和抗生素预防感染。

193. 骨盆入口平面狭窄时，骨盆入口呈横扁圆形，骨盆入口前后径 < 10 cm，对角径 < 11.5 cm，骶骨外径 < 18 cm。

194. **骨盆入口平面相对性狭窄**、头先露、**跨耻征可疑阳性者，可试产 2 ~ 4 h**。

195. 中骨盆平面和出口平面狭窄，而入口平面正常，属于**漏斗骨盆**。此时坐骨棘间径 < 10 cm，坐骨结节间径 < 8 cm，耻骨弓角度 < 90°，坐骨结节间径与出口后矢状径之和 < 15 cm。

196. 骨盆入口平面、中骨盆平面及出口平面均狭窄，每个平面径线均**小于正常值 2 cm 或更多**，称为均小骨盆。

197. **骨盆出口**狭窄者不宜试产，若出口横径与后矢状径之和**大于 15 cm**，多数可经阴道分娩；两者之和为 13 ~ 15 cm 者，多数需阴道助产。

198. **臀先露**是最常见的胎位异常。

199. 胎位异常(臀位、横位)最常用的矫正胎位体位是**胸膝卧位**，最合适的纠正时间为**孕 30 ~ 32 周**之间。

200. 持续性枕后位时，产妇**自觉肛门坠胀及排便感**，致使宫口未开全而**过早使用腹压**，容易导致宫颈前唇水肿和产妇疲劳，影响产程进展。

201. **胎膜在临产前破裂**，称为胎膜早破。可引起早产、脐带脱垂及母儿感染。

202. 胎膜早破时孕妇突感有较多液体从阴道流出，呈间断性，增加腹压如咳嗽、负重时流液量增多。阴道**pH 值≥6.5**。

203. 发生胎膜早破后，为了预防脐带脱垂的发生，嘱孕妇绝对卧床，取**头低臀(足)高位**。

204. 胎儿娩出后 24 小时内阴道出血量**超过 500 mL** 称为产后出血。

205. 产后出血最常见的原因是**子宫收缩乏力**。

206. **子宫收缩乏力**引起的产后出血，特点为**阵发性出血**，暗红色。**子宫软，轮廓不清，按压宫底有大量的血液或血块自阴道涌出**。

207. **软产道裂伤**引起的产后出血，胎儿娩出后**立即出现持续性阴道流血，鲜红色、能凝固**。此时，子宫收缩良好。

208. **凝血功能障碍**引起的产后出血，孕前或妊娠期已有全身出血倾向。胎盘娩出后子宫收缩良好，软产道无裂伤；但仍有阴道流血，**血液不凝固、不易止血**。

209. 产后出血的产妇，应积极促进**宫缩**和**止血**，包括按摩子宫、使用缩宫素和压迫止血等。

210. 先兆子宫破裂的征象是在腹部出现**病理性缩复环**。

211. 先兆子宫破裂应立即抑制子宫收缩，肌注**哌替啶 100 mg** 或静脉全身麻醉，同时尽快剖宫产。

212. **羊水栓塞**是发生在分娩或钳刮术中，**破膜后**突然出现烦躁不安、气急、**刺激性呛咳**、胸闷、**呼吸困难**、**发绀**，肺底部出现湿啰音，心率加快，血压下降等循环衰竭和休克表现。

213. 胎儿窘迫的主要表现为**胎心音改变、胎动异常及羊水胎粪污染或羊水过少，严重者胎心消失**。

214. 急性胎儿窘迫多发生在分娩期，主要表现为**胎心率加快或减慢，羊水胎粪污染和胎儿头皮 pH 值下降等**。

215. 胎儿急性缺氧早期胎动改变特点是：**胎动频繁**。

216. Apgar 评分 4~7 分的新生儿属于**轻度(青紫)窒息**。Apgar 评分 0~3 分的新生儿属于**重度(苍白)窒息**。

217. 重度新生儿窒息的临床表现有：**新生儿皮肤苍白；口唇暗紫；无呼吸或仅有喘息样微弱呼吸；心跳不规则；心率 <80 次/min 且弱；对外界刺激无反应；喉反射消失；肌张力松弛**。

218. 在处理窒息新生儿时，必须在**清理呼吸道**后，确认呼吸道通畅后进行人工呼吸，同时给氧气吸入。

219. 窒息复苏后密观新生儿面色、呼吸，继续保暖，维持呼吸道通畅，**暂不沐浴**，适当延期哺乳。

220. 产褥感染的表现最常见的是**急性子宫内膜炎**。表现为**低热、下腹疼痛及压痛、恶露量多伴有臭味及子宫复旧欠佳**。

221. 分娩时及产褥期生殖道受病原体感染引起局部和全身的炎性变化称**产褥感染**。

222. 产褥感染以**厌氧菌**最常见。

223. 外阴伤口感染时，表现为**局部红肿、疼痛、下坠感，脓性分泌物**。

224. **下肢血栓性静脉炎时**呈弛张热，寒战与高热交替发作；**下肢持续性疼痛，局部**

静脉压痛或触及硬条索状物，血液回流受阻引起**下肢水肿、皮肤发白称"股白肿"**。

225. 产褥感染最严重的阶段是**脓毒血症及败血症**。

226. 产褥感染产妇休息时宜取**半卧位**，促进恶露排出和炎症局限。

227. 产褥感染护理时采取**床边隔离**；严格执行消毒隔离措施及无菌技术原则，避免院内感染。

228. 子宫复原不全引起的晚期产后出血多发生在**产后 2~3 周**。

229. 晚期产后出血多于**产后 1~2 周内**发生，也可推迟至 6~8 周甚至于 10 周内。

230. 生育史的表示方式为：**足月产—早产—流产—现存子女数**。

231. **未婚**、阴道闭锁或月经期妇女**不宜做双合诊检查**，未婚妇女只能做**肛腹诊检查**。

232. 双合诊检查正常情况下**不能触及输卵管，卵巢偶尔可触及**。

233. 盆腔检查检查前需**排空膀胱**，患者取**膀胱截石位**。

234. **双合诊检查**即检查者一手示指和中指涂擦润滑剂后放入阴道内，另一手放在腹部配合检查。

235. 滴虫性阴道炎中**直接传播（经性交传播）**为主要途径；还可通过接触被污染的衣物间接传播。

236. 滴虫性阴道炎白带特点为**稀薄泡沫状**。

237. 滴虫性阴道炎局部治疗先用**0.5%醋酸或 1%乳酸溶液**阴道灌洗，可提高疗效。

238. 滴虫性阴道炎患者的治愈标准是**连续 3 次月经干净后检查滴虫均为阴性**。

239. 假丝酵母菌性阴道炎的典型症状为**外阴、阴道奇痒，坐卧不安，痛苦异常，阴道分泌物呈干酪样白带或豆渣样白带**。患者作阴道灌洗，宜选择的药液是**2% ~4% 碳酸氢钠**。

240. 念珠菌性阴道炎的典型阴道分泌物特点是**干酪样白带或豆渣样白带**。

241. 阴道分泌物悬滴法是取典型阴道分泌物混于生理盐水或 10% KOH 溶液中，找到**滴虫或真菌菌丝**即可确诊，是诊断滴虫性阴道炎和假丝酵母菌性阴道炎的常用方法。

242. 老年性阴道炎进行阴道灌洗常用的药液是**1% 乳酸**。

243. 老年性阴道炎的特点：**白带增多，分泌物稀薄，呈淡黄色，伴严重感染时白带可呈脓性，有臭味**。

244. 淋病的潜伏期为**3~7 天**。

245.淋病奈瑟菌的特点是喜潮湿，怕干燥，最适宜的培养温度是**35℃～36℃，一般消毒剂或肥皂液**均可使其迅速灭活。

246.慢性宫颈炎病理表现包括**子宫颈腺体囊肿、子宫颈息肉、子宫颈肥大、子宫颈糜烂、宫颈管炎。**

247.**宫颈糜烂**是慢性子宫颈炎最常见的一种病理改变。根据糜烂深浅程度分为**单纯型、颗粒型、乳突型。**

248.宫颈糜烂面积小于宫颈面积的1/3为**轻度糜烂，**宫颈糜烂面积占宫颈面积的1/3～2/3为**中度糜烂，**宫颈糜烂面积大于宫颈面积的2/3为**重度糜烂。**

249.宫颈糜烂主要症状为**阴道分泌物增多。**

250.宫颈糜烂治疗前应首先作**宫颈刮片细胞学检查**，排除宫颈癌。

251.**物理治疗**是宫颈糜烂最常用的有效治疗方法，物理治疗后**禁止性生活和盆浴2个月。**

252.**功能失调性子宫出血**是指由调节生殖的神经内分泌机制失常所引起的异常子宫出血，患者无全身及生殖器官的器质性病变。

253.无排卵型功血多发生于**青春期或围绝经期。**

254.无排卵型功血常见的症状是**子宫不规则出血。**特点：月经周期紊乱、经期长短不一，经量时多时少，甚至大出血。**子宫内膜呈增生过长表现。**

255.无排卵型功血的止血方法中，**青春期用雌激素，已婚妇女首选刮宫。**雌激素治疗**不得随意停服或漏服，**以免使用不当引起子宫出血。**药物减量必须按规定在止血后**开始。

256.黄体功能不全者表视为**月经周期缩短，月经频发。**

257.有排卵性功血者表现为**月经周期正常或缩短，经期延长。**

258.有排卵者的基础体温曲线呈**双相型**，无排卵者则呈**单相型。**

259.痛经分为**原发性和继发性**两类。**原发性痛经**指生殖器官无器质性病变的痛经。

260.原发性痛经多见于**青少年期，**常发生在**月经初潮后6～12个月。**

261.原发性痛经主要症状是**月经期下腹痛，**最早出现疼痛为**经前12 h，第1天最剧烈，**2～3天后缓解。**解痉类药物(阿托品)治疗有效。**

262.继发性痛经是指由于**盆腔器质性疾病如子宫内膜异位症、盆腔炎或宫颈狭窄**等引起的痛经。

263.**围绝经期**是指从接近绝经出现与绝经有关的内分泌学、生物学和临床特征起至绝经 1 年内的期间，即绝经过渡期至绝经后 1 年，绝经指月经完全停止 1 年以上。

264.**卵巢功能衰退、雌激素减少**是导致围绝经期综合征的主要原因。

265.围绝经期综合征**最常见的症状是月经改变**。表现为月经周期不规则，时长时短，出血量或多或少。

266.**血管舒缩症状**是围绝经期的**典型表现**，如：潮热、多汗等。

267.子宫内膜异位症典型症状是**继发性进行性痛经**。妇科检查：**子宫多后倾固定，**附件处可触及囊性包块、不活动、有压痛。

268.子宫内膜异位症在**卵巢最多见**，称卵巢巧克力囊肿。

269.**腹腔镜检查**是目前诊断子宫内膜异位症的最佳方法。

270.滋养细胞疾病是一组由胎盘绒毛滋养细胞过度增生引起的疾病，包括**葡萄胎、侵蚀性葡萄胎、绒毛膜癌**。

271.葡萄胎是一种**良性**滋养细胞疾病，**滋养细胞呈不同程度增生**。

272.**停经后阴道流血**为葡萄胎最常见的症状。

273.葡萄胎确诊后首选的处理方法是**清宫**。对于子宫大于 12 孕周或一次刮净有困难时，一般于**1 周后再次刮宫**。

274.葡萄胎术后要求随访的时间是**2 年**。随访期间严格避孕，首选**阴茎套**。

275.葡萄胎有一定的恶变率，对于高危病例宜行预防性化疗：**年龄大于 40 岁；子宫明显大于停经月份；葡萄胎清除后 HCG 持续阳性；黄素化囊肿直径 >6 cm 等**。

276.侵蚀性葡萄胎往往在**葡萄胎清除术后 6 个月内发病**，组织学检查**可见绒毛结构**。

277.绒毛膜癌往往在**葡萄胎清除术后 1 年以后发病**，也可发生于足月产、流产及异位妊娠后。组织学检查**未见绒毛结构**。

278.侵蚀性葡萄胎和绒癌最常见的转移是**肺转移**。

279.侵蚀性葡萄胎和绒癌的治疗方法主要以**化疗**为主；化疗用药前及用药中需准确**称体重**，以便正确计算和调整药量。

280.**造血功能障碍(骨髓抑制)**是最常见且最严重的化疗不良反应。

281.绒毛膜癌治愈观察年限为**5 年**。

282. **宫颈癌**是最常见的妇科恶性肿瘤，以**鳞**状上皮细胞**癌最多见**。好发于宫颈外口**鳞—柱交接处**。

283. 宫颈癌的发病与早婚、早育、多产、性生活紊乱、宫颈慢性炎症、**人乳头状瘤病毒**感染等因素有关。

284. 宫颈癌的转移途径以**直接蔓延和淋巴转移**为主，血行转移极少见。

285. 宫颈癌常见的早期症状是**接触性出血**。

286. **宫颈刮片细胞学检查是**最常用、最简单的早期发现**宫颈癌的筛查方法**。应定期开展宫颈癌的普查普治，育龄妇女应**每 1 ~ 2 年**做一次宫颈刮片。

287. **宫颈和宫颈管活组织检查**是**确诊宫颈癌**的最可靠方法。

288. 宫颈癌治疗原则是**手术为主，放疗、化疗为辅**。手术治疗适用于**Ia 期 ~ IIb 期**无手术禁忌证者，采用**广泛性子宫切除加盆腔淋巴结清扫术**。

289. 广泛子宫切除和盆腔淋巴结清除术后需长期留置尿管**10 ~ 14** 天。

290. **子宫肌瘤**是女性生殖系统中**最常见的良性肿瘤**，多见于育龄妇女。

291. 子宫肌瘤的病因与**雌激素水平过高或长期刺激**有关。

292. 子宫肌瘤最常见的症状是**月经改变**；月经过多与子宫肌瘤**生长部位**关系密切。**黏膜下肌瘤、较大的肌壁间肌瘤**患者会出现**月经周期缩短、经期延长、经量增多**等临床表现。

293. 浆膜下肌瘤最常见的症状为**下腹包块**。

294. 子宫肌瘤小、无症状或症状较轻者，尤其是已近绝经期的妇女，可采用**随访观察**。

295. 子宫内膜癌多见于绝经后妇女，与**雌激素**长期刺激有关。

296. 子宫内膜癌的常见症状是**绝经后阴道出血**。

297. **分段诊断性刮宫**是确诊子宫内膜癌的依据。

298. **淋巴转移**是子宫内膜癌的主要转移途径。

299. 女性生殖器肿瘤病死率最高的恶性肿瘤是**卵巢肿瘤**。

300. 卵巢良性肿瘤的特点为：**病程长、逐渐长大**，多见于**生育期妇女**；单侧多，活动，囊性，表面光滑，无腹水；患者**一般情况良好**。

301. 卵巢恶性肿瘤的特点为：**病程短、迅速长大**，多见于**幼女、青春期或绝经后妇**

<u>女</u>；双侧多见，固定，实性或半实性表面结节状，常伴腹水；晚期出现**恶病质**。

302. 诊断、确定卵巢癌分期及选择治疗方案的依据是：**腹水中细胞学检查**。

303. 成熟畸胎瘤又叫**皮样囊肿**，属于卵巢生殖细胞肿瘤。

304. 卵巢肿瘤并发症包括**蒂扭转、破裂、感染、恶变**。其中良性卵巢肿瘤最常见的并发症为**蒂扭转**。

305. 卵巢恶性肿瘤以手术治疗为主，在术后为防复发应定期随访。卵巢良性肿瘤若**直径 < 5 cm，应每 3 ~ 6 个月复查一次**。

306. 子宫切除患者手术前留置导尿管的目的是**避免术中误伤膀胱**。

307. 妇科腹部手术备皮范围正确的是**上自剑突下，两侧至腋中线，下至阴阜及大腿上 1/3**。

308. 子宫脱垂是指子宫颈外口**达坐骨棘水平以下**。

309. 子宫脱垂患者手术后应采取的体位是**平卧位**。

310. 子宫脱垂的分度中：Ⅰ**度重型**子宫脱垂时**宫颈已达处女膜缘**，阴道口可见子宫颈。Ⅱ**度轻型**子宫脱垂时**宫颈脱出阴道口，宫体仍在阴道内**。Ⅱ**度重型**子宫脱垂时**部分宫体脱出阴道口**。

298. **分娩损伤**是子宫脱垂最主要的发病原因。

298. **尿瘘**是指泌尿道与生殖道之间形成的异常通道。患者无法自主排尿，表现为尿液自阴道外流。主要病因是**产伤**。

313. 阴道冲洗常用溶液有**1：5000 高锰酸钾，0.2% 新洁尔灭，0.2% ~ 0.5% 碘伏溶液**。

314. **原发性不孕症**的定义是夫妇同居，性生活正常，未避孕，2 年未孕者。

315. 夫妇一方有先天或后天解剖生理方面的缺陷，无法纠正而不能妊娠者称**绝对继发不孕**。

316. 女性不孕因素中**输卵管因素**是最常见的原因。

317. 女性不孕因素中**无排卵**是最严重的不孕症原因。

318. 放置宫内节育器的妇女术后应注意**休息 3 天**，避免重体力劳动**1 周**，术后**2 周内禁止性生活**。

319. 放置宫内节育器并发症主要有**感染、节育器嵌顿或断裂、节育器异位、节育器**

脱落。

320. 葡萄胎患者随访期间，宜选用避孕方式是**阴茎套**。

321. 服用短效避孕药期间如漏服，补服的时间应限制在**12 小时内**。

322. 口服第一片短效口服避孕药的时间是**月经来潮的第 5 天**。

323. 利凡诺引产主要适用于**孕 14 ~ 24 周**的中期妊娠，胎盘已经形成。

324. 非妊娠期妇女输卵管结扎术的手术时间应选择在**月经干净后 3 ~ 4 日内**。

325. 宫内节育器（IUD）放置的时间是**月经干净后 3 ~ 7 天（无性生活）**。

326. 避孕失败后常用的补救措施是**人工流产**，包括手术流产和药物流产。

327. 药物流产术适用于**妊娠 7 周**以内。

328. 人工流产手术中，负压吸引术适用于**妊娠 10 周以内**。钳刮术适用于**妊娠 11 ~ 14 + 周**者。

329. 剖宫产术后的产妇通常**取半卧位**，同时配合多翻身，促使恶露排出。

妇产科护理学习题集

第一章 女性生殖系统解剖与生理

【练习题】

一、A1 型题：

1. 女性外生殖器不包括（　　）

A. 小阴唇　　　B. 大阴唇　　　C. 阴道　　　D. 阴阜　　　E. 阴蒂

2. 关于骨盆的组成，下列说法正确的是（　　）

A. 两块耻骨，一块尾骨，一块骶骨　　　B. 两块坐骨，一块尾骨，一块骶骨

C. 两块髋骨，一块尾骨，一块骶骨　　　D. 两块髂骨，一块尾骨，一块骶骨

E. 两块耻骨，两块坐骨，一块尾骨

3. 卵巢的排卵一般发生在（　　）

A. 月经干净后 14 天　　　　　　　B. 两次月经中间

C. 月经来潮前 14 天　　　　　　　D. 月经来潮后 14 天

E. 月经来潮前 20 天

4. 子宫的功能不包括（　　）

A. 经血排出的通道　　　　　　　B. 胎儿孕育的场所

C. 其收缩力是分娩的主要力量　　D. 是精子到达输卵管的通道

E. 其内膜发生周期性变化并产生月经

5. 月经后子宫内膜的再生起于（　　）

A. 子宫肌层　　B. 致密层　　C. 基底层　　D. 海绵层　　E. 功能层

6. 保持子宫前倾位置的主要韧带是（　　）

A. 阔韧带　　B. 圆韧带　　C. 主韧带　　D. 骨盆漏斗韧带　　E. 子宫骶骨韧带

7. 卵巢的描述，正确的是（　　）

A. 大小为 3 cm×2 cm×1 cm　　　　B. 表面由腹膜覆盖

C. 髓质内含有数以万计的原始卵泡　　D. 能产生卵子和分泌性激素

E. 绝经后的卵巢逐渐萎缩变小变软

8. 关于子宫的描述，正确的是（　　）

A. 成年女性的子宫长 7~8 cm，宽 4~5cm，厚 4~5 cm

B. 成年女性子宫体与子宫颈的比例为 1:2

C. 子宫体与子宫颈之间最狭窄的部分为子宫峡部

D. 子宫峡部上端是组织学内口

E. 经产妇的子宫颈外口为圆形

9. 哪项是雌激素的生理功能( )

A. 使子宫肌肉松弛　　　　　　　B. 使子宫内膜由增生期变为分泌期

C. 降低子宫对缩宫素的敏感性　　D. 使排卵后体温升高

E. 使阴道上皮增生、角化、成熟

10. 不属于孕激素生理作用的是( )

A. 使子宫肌肉松弛　　　　　　　B. 抑制输卵管蠕动

C. 使乳腺腺泡增生　　　　　　　D. 对下丘脑和腺垂体有负反馈作用

E. 使排卵后体温下降 0.3℃ ~ 0.5℃

二、A2 型题：

1. 某女，25 岁，平时月经规律，月经周期为 35 天，末次月经是 8 月 20 日，推算其排卵应在( )

A.9 月 11 日　　　B.9 月 4 日　　　C.9 月 7 日　　　D.9 月 5 日　　　E.8 月 30 日

2. 某女，46 岁，诊断为卵巢癌，行卵巢癌根治术，术后护士观察尿液为淡红色，报告医生，怀疑卵巢的邻近器官损伤，最可能损伤的是( )

A. 尿道　　　B. 膀胱　　　C. 输尿管　　　D. 直肠　　　E. 阑尾

3. 某患者，平时月经规律，行人工流产后出现长时间的闭经，基础体温为双相，其最可能是子宫的哪一层遭到破坏 ( )

A. 子宫肌层　　　B. 致密层　　　C. 基底层　　　D. 功能层　　　E. 浆膜层

4. 某女，48 岁，停经半年余，近期出现失眠，面部皮肤潮红，不明原因出汗、心烦、血压偏高，最可能的诊断是( )

A. 神经官能症　　　　　　　B. 原发性高血压

C. 心脏病　　　　　　　　　D. 围绝经期综合征

E. 以上都不是

5.18 岁女学生，骑自行车与三轮车相撞，自觉外阴疼痛难忍并肿胀就诊，根据女性外阴解剖学的特点，该学生可能发生的是( )

A. 小阴唇裂伤　　　　　　　B. 大阴唇血肿

C. 阴道前庭损伤　　　　　　D. 前庭大腺肿大及出血

E. 阴道血肿

三、A3/A4 型题：

(1 ~ 3 题共用题干)

某健康妇女，进行查体，其骨盆形态各径线均正常。则：

1. 骨盆入口平面前后径平均值为( )

A. 11 cm　　　B. 12 cm　　　C. 13 cm　　　D. 14 cm　　　E. 15 cm

2. 中骨盆平面前后径平均值为( )

A. 11 cm　　　B. 11.5 cm　　　C. 12 cm　　　D. 12.5 cm　　　E. 13 cm

3. 中骨盆横径长平均为( )

A. 9 cm   B. 9.5 cm   C. 10 cm   D. 10.5 cm   E. 11 cm

四、B 型题：

(1~5 题共用备选答案)

A. 阴蒂   B. 阴道   C. 卵巢   D. 子宫   E. 输卵管

1. 位于两侧小阴唇顶端，为性器官一部分的是(   )

2. 能够发生周期性变化，产生月经的部位是(   )

3. 既是性交器官，又是胎儿娩出通道的器官是(   )

4. 精子和卵子相遇发生受精的部位是(   )

5. 能够产生性激素的器官是(   )

(6~8 题共用备选答案)

A. 月经期   B. 增生期   C. 分泌期   D. 月经前期   E. 月经周期

6. 月经的第 1~4 天，称为(   )

7. 月经的第 5~14 天，称为(   )

8. 月经的第 15~28 天，称为(   )

【参考答案】

一、A1 型题

1. C 2. C 3. C 4. A 5. C 6. B 7. D 8. C 9. E 10. E

二、A2 型题

1. A 2. C 3. C 4. D 5. B

三、A3/A4 型题

1. A 2. B 3. C

四、B 型题

1. A 2. D 3. B 4. E 5. C 6. A 7. B 8. C

第二章　正常妊娠期妇女的护理

【练习题】

一、A1 型题：

1. 临床上计算妊娠开始的时间是(   )

A. 受精之日   B. 末次月经第一日

C. 夫妻同房之日   D. 末次月经干净之日

E. 末次月经后 14 日

2. 有关脐带的叙述，正确的是(   )

A. 为连接胎儿和胎盘的纽带   B. 脐带平均长约 30 cm

C. 脐带有一条动脉、两条静脉   D. 脐带表面无羊膜覆盖

E. 脐带超过 50 cm 称脐带过长

3. 关于羊水的叙述，不正确的是(   )

A. 为羊膜腔内的液体   B. 足月妊娠时羊水量为 800 ~ 1000 mL

C. 呈弱酸性   D. 早期羊水主要来源于母体血清透析液

E. 妊娠中期以后主要来源于胎儿尿液

4. 妊娠末期, 孕妇若较长时间取仰卧姿势, 则易发生(   )

A. 妊娠期高血压疾病   B. 前置胎盘

C. 胎膜早破   D. 仰卧位低血压综合征

E. 产后出血

5. 关于胎盘的功能, 错误的是(   )

A. 供给营养物质及排泄功能   B. 能替代胎儿呼吸功能

C. IgG 可通过胎盘使胎儿获得抗体   D. 能防御细菌、病毒及药物通过

E. 能合成激素和酶

6. 正常胎心率范围是(   )

A. 80 ~ 100 次/min   B. 100 ~ 120 次/min

C. 110 ~ 160 次/min   D. 140 ~ 180 次/min

E. 80 ~ 120 次/min

7. 胎动次数正常为(   )

A. 1 ~ 2 次/h   B. 2 ~ 3 次/h   C. 3 ~ 5 次/h   D. 6 ~ 8 次/h   E. 9 ~ 12 次/h

8. 目前我国采用的围生期是指(   )

A. 妊娠满 20 周到产后 4 周   B. 妊娠满 28 周到产后 1 周

C. 妊娠满 20 周到产后 1 周   D. 妊娠满 28 周到产后 4 周

E. 胚胎形成到产后 1 周

9. 以下骨盆外测量的数值中, 异常的是(   )

A. 髂棘间径 23 ~ 26 cm   B. 髂嵴间径 25 ~ 28 cm

C. 骶耻外径 16 ~ 17 cm   D. 坐骨结节间径 9 cm

E. 耻骨弓角度 90°

10. 有关胎心音的叙述, 错误的是(   )

A. 正常胎心音为 110 ~ 160 次/min

B. 妊娠 6 个月前, 胎心音多在脐下正中线处听到

C. 骶右前位时在母腹脐上右侧听到

D. 头先露在母腹脐上两侧听取

E. 横位时在脐周听取

二、A2 型题:

1. 张女士, 忘记末次月经, 现引产出一胎儿, 身长 30 cm, 皮肤呈皱褶状, 根据上述情况该产妇妊娠月份为(   )

A. 3 个月   B. 4 个月   C. 5 个月   D. 6 个月   E. 7 个月

2. 某女士娩一女婴, 身长 35 cm, 体重 1000 g, 皮下脂肪少、头发、指甲已长出, 新生儿娩出后能啼哭、吞咽, 但生活能力很差, 估计该新生儿娩出时孕周为(   )

A. 8 周   B. 16 周   C. 20 周   D. 28 周   E. 40 周

3. 某女, 25 岁, 结婚 1 年, 月经初潮 13 岁, 周期 28 天, 经期 3 ~ 5 天, 突然停经, 应首先

考虑( )

A. 妊娠

B. 内分泌紊乱

C. 闭经

D. 自主神经功能紊乱

E. 卵巢功能障碍

4. 李某,初孕妇,孕 36 周,四步触诊结果:于子宫底部触到圆而硬的胎头,在耻骨联合上方触到较软而宽、不规则的胎臀,胎背位于母体腹部右前方。胎心音于脐上右侧听到。则胎方位为( )

A. 枕左前位　　　B. 枕右前位　　　C. 枕左后位　　　D. 骶左前位　　　E. 骶右前位

5. 26 岁孕妇,孕 38 周行产前检查,宫底剑突下三横指,头先露,胎背在母体右前方,胎心音在母体右侧脐下方听得最响,其胎方位是( )

A. LOA　　　B. ROA　　　C. LOP　　　D. ROP　　　E. RSA

三、A3/A4 型题:

(1~3 题共用题干)

29 岁已婚妇女,未产妇,平素月经规律,28 天月经周期,现停经50 天,末次月经为2019 年 6 月 8 日,于 1 周前出现晨起恶心、呕吐,为诊断来医院就诊,尿妊娠试验阳性,B 超检查证实为宫内活胎妊娠。

1. 尿妊娠试验的原理是检查体内( )

A. 缩宫素水平

B. 黄体酮水平

C. 人绒毛膜促性腺激素水平

D. 雌激素水平

E. 黄体生成素水平

2. 该孕妇的预产期为( )

A. 2020 年 3 月 22 日

B. 2020 年 3 月 15 日

C. 2019 年 12 月 15 日

D. 2020 年 5 月 15 日

E. 2019 年 12 月 22 日

3. 孕期保健措施,不正确的是( )

A. 勤洗澡,保持外阴清洁

B. 妊娠前 3 个月和最后 3 个月禁止性生活

C. 孕期营养应丰富,饮食应多样化

D. 孕晚期休息宜采取仰卧位

E. 保持心情愉快,避免接触致畸因素

四、B 型题:

(1~3 题共用备选答案)

A. 羊膜、叶状绒毛膜、底蜕膜

B. 初级绒毛、二级绒毛、三级绒毛

C. 绒毛膜、羊膜

D. 胎盘、胎膜、脐带、羊水

E. 底蜕膜、包蜕膜、真蜕膜

1. 胎膜的组成包括( )

2. 胎盘的组成包括( )

3. 胎儿附属物包括( )

(4~7 题共用备选答案)

A. 8 周　　　B. 16 周　　　C. 20 周　　　D. 28 周　　　E. 40 周

4. B 超下见早期心脏形成并有搏动( )

5. 部分孕妇可感觉到胎动(　　)

6. 临床上一般在腹部用听诊器听到胎心音(　　)

7. 胎儿已成熟，身长达到 50 cm，吸吮力强(　　)

(8~10 题共用备选答案)

A. 耻骨联合上 2~3 横指　　　　　　B. 脐耻之间

C. 脐下 1 横指　　　　　　　　　　D. 脐上 3 横指

E. 脐与剑突之间

8. 妊娠 12 周末手测宫底高度在(　　)

9. 妊娠 20 周末手测宫底高度在(　　)

10. 妊娠 28 周末手测宫底高度在(　　)

【参考答案】

一、A1 型题：

1. B　2. A　3. C　4. D　5. D　6. C　7. C　8. B　9. C　10. D

二、A2 型题

1. D　2. D　3. A　4. E　5. B

三、A3/A4 型题

1. C　2. B　3. D

四、B 型题：

1. C　2. A　3. D　4. A　5. B　6. C　7. E　8. A　9. C　10. D

第三章　正常分娩期妇女的护理

【练习题】

一、A1 型题：

1. 分娩的主要力量是(　　)

A. 产妇向下屏气力量　　　　　　B. 膈肌收缩力

C. 腹肌收缩力　　　　　　　　　D. 子宫收缩力

E. 肛提肌收缩力

2. 关于子宫收缩力的特点，叙述不正确的是(　　)

A. 节律性　　B. 随意性　　C. 对称性　　D. 极性　　　E. 缩复作用

3. 关于临产的诊断，叙述不正确的是(　　)

A. 规律宫缩　　　　　　　　　B. 破膜

C. 进行性宫颈管消失　　　　　D. 宫口扩张

E. 胎先露下降

4. 第一产程的时间，经产妇约需(　　)

A. 5~6 小时　　　　　　　　　B. 6~8 小时

C. 9~10 小时　　　　　　　　　D. 11~12 小时

E. 12 ~ 16 小时

5. 临产时观察胎先露下降程度的标志是(　　)

A. 耻骨弓　　　　　　　　　　B. 骶尾关节

C. 坐骨结节水平　　　　　　　D. 坐骨棘水平

E. 骶骨岬

6. 有关破膜的处理,错误的是(　　)

A. 破膜后立即听胎心音　　　　B. 记录破膜时间

C. 观察羊水性质　　　　　　　D. 胎头高浮者,须抬高床尾

E. 破膜超过 24 小时者,考虑给予抗生素

7. 正常分娩第一产程的处理哪项是错误的(　　)

A. 鼓励产妇少量多次进食　　　B. 指导产妇每隔 2 ~ 4 小时自解小便一次

C. 应观察体温、脉搏、呼吸、血压　D. 胎头未入盆,宫缩不紧可在室内活动

E. 每隔 4 ~ 6 小时测量血压一次

8. 从胎儿娩出至胎盘娩出所需要的时间不超过(　　)

A. 15 分钟　　　B. 30 分钟　　　C. 1 小时　　　D. 2 小时　　　E. 3 小时

9. 第二产程中,保护会阴的时机是(　　)

A. 经阴道外口看到胎发时　　　B. 胎头开始拨露时

C. 胎头拨露后不久　　　　　　D. 胎头拨露阴唇后联合紧张时

E. 胎头着冠时

10. 胎儿娩出后首要的护理措施是(　　)

A. 保暖　　　　　　　　　　　B. 清理呼吸道

C. 处理脐带　　　　　　　　　D. 记录出生时间

E. 新生儿 Apgar 评分

二、A2 型题:

1. 妊娠 38 周,初产妇。骨盆外测量正常,胎头双顶径 9.3 cm,规律宫缩 4 小时,宫口开大 1 cm,未破膜,头先露,此时较合适的处理是(　　)

A. 抬高床尾　　　　　　　　　B. 做肛门检查 3 小时一次

C. 滴注缩宫素　　　　　　　　D. 灌肠刺激宫缩

E. 采取膀胱截石位

2. 产妇王女士,第二胎,孕 40 周,第一胎因前置胎盘行剖宫产术,检查宫口开大 2 cm,胎位为枕左前位,胎心音 132 次/min,以下措施中哪项是错误的(　　)

A. 剃毛(备皮)　　　　　　　B. 温肥皂水灌肠

C. 鼓励少量多次进食　　　　　D. 严密观察产程

E. 勤听胎心音

3. 初产妇,王女士,妊娠 39 周住院待产,检查:规律宫缩,枕左前位,胎心 146 次/min,宫口开大 3 cm,在产程护理措施中错误的是(　　)

A. 指导合理进食　　　　　　　B. 休息时取左侧卧位

C. 宫缩时嘱正确用腹压　　　　D. 每隔 1 ~ 2 小时听一次胎心

E. 鼓励 2 ~ 4 小时排尿一次

4. 新生儿娩出后 1 分钟内心率 92 次/min，呼吸不规则，四肢稍屈，有喉反射、但无咳嗽，躯干红润、四肢青紫，按新生儿 Apgar 评分为(　　)

　　A. 10 分　　　　B. 8 分　　　　C. 5 分　　　　D. 4 分　　　　E. 3 分

5. 某初产妇住院待产，临产后 10 小时宫口开全，护士将其送至分娩室准备接生。进行外阴消毒时正确的顺序是(　　)

　　A. 大阴唇、小阴唇、阴阜、大腿内上 1/3、会阴及肛门周围

　　B. 阴阜、大阴唇、小阴唇、大腿内上 1/3、会阴及肛门周围

　　C. 会阴、肛门周围、大阴唇、小阴唇、阴阜、大腿内上 1/3

　　D. 大阴唇、小阴唇、阴阜、会阴及肛门周围、大腿内上 1/3

　　E. 阴阜、大阴唇、大腿内上 1/3、小阴唇、会阴及肛门周围

6. 初产妇，33 岁，妊娠 38 周，正常阴道分娩。第二产程时宫缩频繁，疼痛难忍。此时护士不恰当的处理方式是(　　)

　　A. 给予产妇安慰和鼓励　　　　　　B. 劝其忍耐

　　C. 为产妇提供产程进展信息　　　　D. 给予喂水、擦汗等缓解其紧张心理

　　E. 指导正确使用腹压

7. 初产妇，足月临产入院。检查：宫口已开大 6 cm，枕右前位，胎心正常，其他无异常。以下护理措施中错误的是(　　)

　　A. 卧床休息　　　　　　　　　　　B. 鼓励进食

　　C. 外阴清洁，备皮　　　　　　　　D. 不能自解小便者给予导尿

　　E. 给予温肥皂水灌肠

8. 李女士，25 岁，妊娠 39 周，于 2：30 正常分娩，6：40 患者主诉下腹胀痛。视诊：下腹膀胱区隆起；叩诊：耻骨联合上鼓音。患者存在的健康问题是(　　)

　　A. 分娩后疼痛　　　　　　　　　　B. 体液过多

　　C. 排尿异常　　　　　　　　　　　D. 尿潴留

　　E. 有子宫内膜感染的可能

9. 初产妇，足月临产，宫口开大 1 cm，宫缩规律，护士在听取胎心时应注意(　　)

　　A. 在宫缩时听取　　　　　　　　　B. 每次听后均有记录

　　C. 胎心 <100 次/min 立即通知医生　　D. 每次听 15 秒

　　E. 每隔 3 小时听胎心 1 次

10. 患者女，宫内妊娠 40 + 周，当决定行产钳助产时，为了确诊胎方位，应以哪条颅缝结合囟门检查作为依据(　　)

　　A. 人字缝　　　B. 冠状缝　　　C. 矢状缝　　　D. 额缝　　　E. 颞缝

三、A3/A4 型题：

李某，32 岁，初产妇，宫内妊娠 39 周，于昨天晚上感觉腹部一阵阵发紧，每半个小时一次，每次持续 3 ~ 5 秒钟，今天早上孕妇感觉腹部疼痛，每 5 ~ 6 分钟一次，每次持续 45 秒钟左右。

1. 昨天晚上孕妇的情况属于(　　)

　　A. 出现规律宫缩　　　　　　　　　B. 孕妇紧张造成的宫缩，尚未临产

　　C. 临产先兆　　　　　　　　　　　D. 进入第一产程

E.进入第二产程

2.今天早上孕妇的情况属于(　　　)

A.出现规律宫缩　　　　　　　　B.属于孕妇紧张造成的宫缩,尚未临产

C.属于临产先兆　　　　　　　　D.进入第二产程

E.进入第三产程

(3~4题共用题干)

李某,29岁,初产妇,孕40周。1小时前孕妇感觉腹痛规律,每5~6分钟一次,每次持续约30秒,家人即送入院。入院后检查宫口开大4 cm,先露SO,胎膜未破。

3.该产妇目前的诊断是(　　　)

A.先兆临产　　　　　　　　　　B.第一产程潜伏期

C.第一产程活跃期　　　　　　　D.第二产程

E.第三产程

4.下列护理措施中错误的是(　　　)

A.鼓励产妇少量多次进食　　　　B.指导产妇每2~4小时排尿一次

C.每30分钟听诊胎心1次　　　　D.测量血压应在宫缩时进行

E.定时在宫缩时肛查,了解产程进展

四、B型题:

(1~3题共用备选答案)

A.妊娠满20周至不足28周　　　　B.妊娠满28周至不足37周

C.妊娠满37周至不足40周　　　　D.妊娠满37周至不足42周

E.妊娠满42周及其以后

1.早产是指(　　　)

2.足月产是指(　　　)

3.过期产是指(　　　)

(4~6题共用备选答案)

A.子宫收缩力　　　　　　　　　B.腹肌收缩力及膈肌收缩力

C.肛提肌收缩力　　　　　　　　D.坐骨海绵体肌收缩力

E.会阴深横肌收缩力

4.上述哪项是分娩的主要力量,贯穿于分娩全过程中(　　　)

5.上述哪项是第二产程的重要辅助力量(　　　)

6.能协助胎头内旋转、仰伸及胎盘娩出的力量是(　　　)

(7~9题共用备选答案)

A.衔接　　　　B.下降　　　　C.俯屈　　　　D.内旋转　　　　E.胎头仰伸

7.胎头双顶径进入骨盆入口平面,颅骨最低点接近或到达坐骨棘水平称为(　　　)

8.胎头绕骨盆轴旋转,使矢状缝与中骨盆及骨盆出口前后径相一致称为(　　　)

9.胎头以半俯屈状态到达骨盆底遇到肛提肌的阻力时,由于杠杆作用使下颌部贴向胸壁称为(　　　)

【参考答案】

一、A1 型题

1. D　2. B　3. B　4. B　5. D　6. E　7. D　8. B　9. D　10. B

二、A2 型题

1. D　2. B　3. C　4. C　5. A　6. B　7. E　8. D　9. B　10. C

三、A3 型题

1. C　2. A　3. C　4. D

四、B 型题

1. B　2. D　3. E　4. A　5. B　6. C　7. A　8. D　9. C

第四章　正常产褥期妇婴的护理

【练习题】

一、A1 型题:

1. 产后子宫缩小至妊娠 12 周大小,需要时间为(　　)

A. 1 周　　　　B. 2 周　　　　C. 3 周　　　　D. 4 周　　　　E. 5 周

2. 关于子宫复旧,描述错误的是(　　)

A. 产后 2~3d 宫颈口可容 2 指　　　　　B. 产后 4 周宫颈完全恢复正常形态

C. 产后 6 周子宫恢复至非孕期大小　　　D. 子宫重量于产后 1 周恢复为 50 g

E. 产后 10d 子宫降至骨盆腔内

3. 产后胎盘附着部子宫内膜全部修复时间约需(　　)

A. 2 周　　　　B. 3 周　　　　C. 4 周　　　　D. 5 周　　　　E. 6 周

4. 初乳是指产后几日内的乳汁(　　)

A. 3 天　　　　B. 4 天　　　　C. 7 天　　　D. 10 天　　　E. 14 天

5. 初乳的特点,错误的是(　　)

A. 含分泌型 IgA,较成熟乳多　　　　　B. 初乳含 β - 胡萝卜素呈淡黄色,质稠

C. 初乳中脂肪和乳糖含量较成熟乳多　　D. 初乳是指产后 7 日内的乳汁

E. 初乳中含蛋白质较成熟乳多

6. 产褥期禁止性生活的时间是(　　)

A. 产后 2 周　　B. 产后 4 周　　C. 产后 6 周　　　D. 产后 8 周　　　E. 产后 10 周

7. 产褥期生理变化中哪项不正确(　　)

A. 肠蠕动减弱　　　　　　　　　　　B. 尿量减少

C. 常发生排尿不畅或尿潴留　　　　　D. 出汗较多

E. 白细胞可暂时升高

8. 胎盘娩出后,子宫底每天下降(　　)

A. 5~6 cm　　B. 4~5 cm　　　C. 3~4 cm　　　D. 2~3 cm　　　E. 1~2 cm

9. 有关产褥期护理,下述哪项不对(　　)

A. 测量 T、P、R，每日 2 次　　　　　B. 产后适宜多取蹲位

C. 产后 24 小时鼓励产妇下床活动　　　D. 饮食应富于营养

E. 产妇应多吃蔬菜水果

10. 有促进乳汁分泌作用的项目是(　　)

A. 对乳头的吸吮动作　　　　　　　　B. 前列腺素

C. 大剂量雌激素制剂　　　　　　　　D. 孕激素制剂

E. 口服溴隐停

二、A2 型题：

1. 某产妇剖宫产术后 10d，母乳喂养，乳房不胀，新生儿吸双乳后仍哭闹而加代乳品，对该产妇的处理，错误的是(　　)

A. 用吸奶器吸乳刺激　　　　　　　　B. 增加新生儿吸吮次数

C. 提供充足的睡眠　　　　　　　　　D. 饮用催乳剂

E. 饮食调节

2. 足月顺产 4d，母乳喂养，乳房胀痛，无红肿，乳汁排流不畅，体温 38.2 度，正确的处理方法是(　　)

A. 生麦芽煎服　　　　　　　　　　　B. 吸奶器吸乳

C. 抗生素治疗　　　　　　　　　　　D. 让新生儿多吮双乳

E. 多喝水

3. 某产妇产后 2d，下腹阵痛，宫底脐下 3 指，无压痛，阴道流血不多，无恶心呕吐，正确的处理方法是(　　)

A. 抗生素预防感染　　　　　　　　　B. 给予止痛药物

C. 一般不予处理　　　　　　　　　　D. 排除肠梗阻

E. 按摩子宫

4. 有关新生儿脐部的护理内容，错误的是(　　)

A. 保持脐部清洁干燥

B. 沐浴后用 75% 乙醇消毒脐带残端及脐轮周围

C. 有分泌物时涂 1% 甲紫

D. 有肉芽增生用 2.5% 硝酸银灼烧

E. 脐部红肿无需处理

5. 某产妇会阴侧切伤口、术后 5 天拆线，用高猛酸钾溶液坐浴，每天的坐浴安排是(　　)

A. 每天 1 次　　B. 每晨一次　　C. 每日 2~3 次　　D. 每日大便后　　E. 每次小便后

三、A3/A4 型题：

(1~3 题共用题干)

初产妇，27 岁，阴道助娩一男婴，产后 1.5 小时在产房观察

1. 在产房观察期间，重点内容应除外(　　)

A. 产妇饮食情况　　　　　　　　　　B. 宫底高度

C. 膀胱充盈情况　　　　　　　　　　D. 子宫收缩、出血量

E. 阴道有无血肿

2. 产后 6 小时未排尿，子宫收缩好，出血不多。查体：宫底脐上 1 指，可能的问题是

（   ）

A. 子宫复旧不良　　B. 宫腔积血　　C. 尿潴留　　D. 卵巢肿瘤　　E. 腹胀

3. 正确的处理方法是（   ）

A. 促进子宫收缩　　B. 按摩子宫　　C. 定期复查　　D. 肌注缩宫素　　E. 排空膀胱

（4～5 题共用题干）

王某顺产，产后 3 天发热，体温 38.8℃。查体：双乳红肿胀痛、有硬结，子宫无压痛，宫底在脐下 2 横指。

4. 首先考虑的是（   ）

A. 宫缩痛　　　　　　　　　　B. 泌乳热

C. 会阴伤口感染　　　　　　　D. 子宫内膜炎

E. 上呼吸道感染

5. 最恰当的处理是（   ）

A. 新生儿吸吮　　　　　　　　B. 抗生素治疗

C. 口服中药治疗　　　　　　　D. 局部湿热敷

E. 应用子宫收缩剂

四、B 型题：

（1～5 题共用备选答案）

A. 产褥期　　B. 褥汗　　C. 子宫复旧　　D. 产后宫缩痛　　E. 恶露

1. 产后经阴道排出的血性分泌物称为（   ）

2. 产后子宫收缩引起的疼痛称为（   ）

3. 胎盘娩出至生殖器官完全恢复至正常未孕状态称为（   ）

4. 产后子宫恢复正常大小的过程称为（   ）

5. 产褥期经皮肤排出的大量汗液为（   ）

（6～8 题共用备选答案）

A. 产后宫缩痛　　B. 乳头皲裂　　C. 阴道后壁血肿　　D. 乳汁淤积　　E. 正常产褥

6. 初产妇，4 小时前助娩一女婴，现有排便感，会阴部疼痛，最可能的问题是（   ）

7. 足月产后 2 天，下腹阵痛，出汗多，体温 37.8℃，宫底脐下 2 指，最可能的问题是（   ）

8. 足月产后 10 天，母乳喂养，近日两乳头疼痛，吸吮时疼痛明显，最可能的问题是（   ）

【参考答案】

一、A1 型题

1. A　2. D　3. E　4. C　5. C　6. C　7. B　8. E　9. B　10. A

二、A2 型题

1. A　2. D　3. C　4. E　5. C

三、A3/A4 型题

1. A　2. C　3. E　4. B　5. A

四、B 型题：

1. E　2. D　3. A　4. C　5. B　6. C　7. A　8. B

第五章　高危妊娠妇女的护理

【练习题】

一、A1 型题：

1. 以下哪项不属于高危妊娠范畴(　　)

A. 先兆流产 　　　　　　　　　　B. 早孕反应出现早

C. 早产 　　　　　　　　　　　　D. 新生儿畸形

E. 胎盘早剥

2. 自我胎动计数时，发现哪项为异常(　　)

A. 3 次/h　　　B. 5 次/h　　　C. 8 次/12h　　　D. 20 次/12h　　　E. 30 次/12h

3. 孕妇自我监护胎儿宫内安危简便安全又可靠的方法是(　　)

A. 胎心率计数 　　　　　　　　　B. 羊膜镜检查

C. 胎动计数 　　　　　　　　　　D. 测胎盘激素的分泌

E. 胎儿电子监护仪监测胎心

4. 了解高危妊娠孕妇的胎盘功能应测定孕妇的(　　)

A. 血或尿中 HCG 　　　　　　　　B. 血中甲胎蛋白

C. 血或尿中 E3 　　　　　　　　　D. 羊水中 L/S 值

E. 血或尿中 E3，并观察其动态变化

5. 下述哪项不是测定胎儿成熟度的方法(　　)

A. 缩宫素激惹试验 　　　　　　　B. 羊水中胆红素测定

C. 羊水中肌酐量 　　　　　　　　D. L/S 比值

E. 羊水中脱落含脂肪细胞的量

二、A3/A4 型题：

某初产妇妊娠 38^{+5}周，出现阵发性腹痛一次已有 2 小时，5~6 分钟疼痛一次。做胎儿电子监测结果胎心基线率 145 次/min，宫缩开始后，胎心即出现减速，减速出现在宫缩高峰以前，胎心率下降幅度为 40 次/min，持续 10 秒钟恢复正常。

1. 该孕妇的胎心率改变属于(　　)

A. 早期减速 　　　　　　　　　　B. 轻度变异减速

C. 重度变异减速 　　　　　　　　D. 大幅度减速

E. 晚期减速

2. 处理的方法是(　　)

A. 立即剖宫产　　　B. 静注阿托品　　　C. 左侧卧位　　　D. 立即吸氧　　　E. 无需处理

三、B 型题：

(1~3 题共用备选答案)

A. 早期减速　　　　B. 变异减速　　　　C. 晚期减速　　　　D. 变异频率　　　　E. 变异振幅

1. 宫缩开始后胎心率不一定减慢，胎心率减速与宫缩的关系并不是恒定的，但出现后下降幅度大(>70 次/min)，持续时间长短不一，恢复也迅速，是指(　　)

2.何种减速的发生与子宫收缩几乎同时开始,子宫收缩后即恢复正常,下降幅度＜50次/min,持续时间短＜15秒,恢复快(   )

3.宫缩开始后一段时间(一般在高峰后,时间差多在30~60秒)出现胎心率减慢,但下降缓慢,下降幅度＜50次/min,持续时间长,恢复也缓慢,是指(   )

【参考答案】

一、A1 型题:

1.B   2.C   3.C   4.E   5.A

二、A3/A4 型题:

1.A   2.E

三、B 型题:

1.B   2.A   3.C

第六章   异常妊娠妇女的护理

【练习题】

一、A1 型题:

1.流产主要的临床特点是(   )

A.停经后出现腹痛、阴道出血   B.转移性下腹痛

C.痉挛性腹痛   D.无痛性阴道流血

E.剧烈腹痛

2.先兆流产与难免流产的主要鉴别点是(   )

A.出血时间的长短   B.下腹痛的程度

C.早孕反应是否存在   D.宫口是否开大

E.妊娠试验是否阳性

3.下列哪种流产处理前应做凝血功能检查(   )

A.先兆流产   B.难免流产

C.不全流产   D.稽留流产

E.复发性流产

4.异位妊娠最常见的着床部位是(   )

A.卵巢   B.子宫颈   C.输卵管   D.腹腔妊娠   E.阔韧带

5.输卵管妊娠的最主要病因是(   )

A.精神因素   B.输卵管发育不良

C.子宫内膜异位症   D.输卵管炎症

E.内分泌失调

6.前置胎盘的典型症状是(   )

A.胎心异常   B.妊娠晚期无痛性反复阴道流血

C.腹痛   D.外出血量与休克不成正比

E. 子宫大小与孕周不相符合

7. 诊断前置胎盘较安全可靠的方法是（　　）

A. 阴道检查　　　　　　　　　　B. 肛门检查

C. B 超检查　　　　　　　　　　D. X 线腹部平片

E. 凝血功能检查

8. 胎盘早剥一经确诊，首先考虑的是（　　）

A. 及时终止妊娠　　　　　　　　B. 应用纤维蛋白原

C. 输新鲜血　　　　　　　　　　D. 预防并发症

E. 尽快阴道分娩

9. 妊娠期高血压疾病患者住院后突然出现抽搐时。紧急处理选择（　　）

A. 安置暗室　　　　　　　　　　B. 测血压，查眼底

C. 立即行剖宫产　　　　　　　　D. 静脉注射 25% 硫酸镁溶液

E. 快速静脉滴注 20% 甘露醇溶液

10. 过期妊娠是指平时月经规则，妊娠达到或超过多少周尚未临产（　　）

A. 39 周　　　　B. 38 周　　　　C. 41 周　　　　D. 42 周　　　　E. 40 周

二、A2 型题：

1. 患者，女，26 岁。停经 52 天，阴道点滴流血 2 天，伴轻度下腹阵发性疼痛。尿妊娠试验（＋）。体格检查：宫口闭，子宫如孕 7 周大小。最可能的诊断是（　　）

A. 先兆流产　　　　　　　　　　B. 难免流产

C. 不全流产　　　　　　　　　　D. 稽留流产

E. 习惯性流产

2. 孕 38 周孕妇，因先兆子痫入院：目前患者轻微头痛，血压为 140/90 mmHg，尿蛋白（＋＋），呼吸、脉搏正常。在应用硫酸镁治疗过程中，护士应报告医生停药的情况是：（　　）

A. 呼吸 18 次/min　　　　　　　B. 膝反射消失

C. 头痛缓解　　　　　　　　　　D. 血压 130/90 mmHg

E. 尿量 800 mL/24 h

3. 初产妇，26 岁。双胎妊娠 35 周。因下腹疼痛 2 小时入院。体格检查：宫口开大 6 cm。其最可能发生的情况是（　　）

A. 早产　　　　　　　　　　　　B. 前置胎盘

C. 胎盘早剥　　　　　　　　　　D. 妊娠期高血压疾病

E. 子宫收缩乏力

4. 孕妇，25 岁。妊娠 23 周，妊娠早期早孕反应较重，现子宫明显大于孕周，体重剧增，胎动部位不固定且频繁，B 超显示两个胎头光环，对评估该孕妇最有价值的资料是（　　）

A. 早孕反应情况　　　　　　　　B. B 超结果

C. 子宫大小　　　　　　　　　　D. 体重

E. 胎动

5. 孕 38 周孕妇，突感剧烈腹痛伴少量阴道流血，检查：血压 20/14. 6 kPa（150/100mmHg），子宫似足月妊娠大小，硬如木板，有压痛，胎心 90 次/min，胎位不清，最大可能是（　　）

A. 早产
B. 临产
C. 前置胎盘
D. 胎盘早剥
E. 不完全性子宫破裂

6. 某女，28 岁，妊娠 35 周，超声检查为完全性前置胎盘，无宫缩、宫颈口未开、胎心率 140 次/min，血压 100/80 mmHg，应立即采取的措施是（　　）

A. 人工破膜
B. 阴道检查
C. 输血
D. 剖宫产
E. 卧床休息

7. 某女，停经 12 周，阴道出血 3 天，并有血块排出，来院检查时发现宫颈口处有胚胎组织堵塞，你应协助医生做好（　　）

A. 卧床休息
B. 吸氧
C. 肌内注射缩宫素
D. 输液
E. 清宫术处理

8. 某孕妇，孕 32 周，血压 180/120 mmHg，全身水肿，抽搐 2 次，家人急送医院，护理中不妥的是（　　）

A. 专人护理
B. 协助医生控制抽搐
C. 置患者于普通病室
D. 加强胎儿监护
E. 防止孕妇受伤

9. 李女士，妊娠 3 个月，诊断为轻度子痫前期，使用硫酸镁每天 15 g，治疗 3 天，护士发现膝腱反射消失，该孕妇首选的处理方法是（　　）

A. 立即给镇静药物
B. 给予右旋糖酐 400 ~ 500 mL
C. 立即进行剖宫产术
D. 不必处理
E. 立即停用硫酸镁，并给 10% 葡萄糖酸钙缓慢静脉注射

10. 孕妇，妊娠 35 周，宫缩规律，间隔 5 ~ 6 分钟，持续约 40 秒，查宫颈管消退 80%，宫口扩张 3 cm，诊断为（　　）

A. 先兆临产　　　B. 早产临产　　　C. 假临产　　　D. 足月临产　　　E. 生理性宫缩

三、A3/A4 型题：

（1 ~ 2 题共用题干）

患者女，29 岁，主诉突然右下腹剧烈疼痛伴有阴道点滴出血半天，急诊入院。追问病史，停经 40 天，结婚 5 年，夫妇同居、未避孕，从未怀孕过。查：BP13.3/6.7 kPa（100/50mmHg），白细胞总数（8 ~ 10）× 10^9/L，中性 0.70。内诊：阴道内有少许暗红色血，宫颈抬举痛明显，后穹隆饱满，子宫触诊不满意：

1. 诊断的可能性最大是（　　）

A. 先兆流产
B. 难免流产
C. 输卵管妊娠破裂
D. 阑尾炎
E. 过期流产

2. 该患者护理中，错误的是（　　）

A. 严密观察血压、脉搏、呼吸
B. 患者立即取半卧位
C. 观察体温变化
D. 立即输液，做好输血准备

E. 立即行手术前准备

（3~5题共用题干）

患者，女性，29岁。孕35^{+3}周。晨起醒来发现阴道流血，量较多。入院后查体：宫高26cm，腹围83 cm，胎心154次/min，未入盆。

3. 最可能的诊断是（　　　）

A. 早产　　　　B. 流产　　　　C. 前置胎盘　　　　D. 胎盘早剥　　　　E. 子宫破裂

4. 患者入院后非常紧张，不停地询问"对胎儿影响大吗？我有生命危险吗?"目前对其首要的护理是（　　　）

A. 心理护理，减轻恐惧　　　　　　　B. 输液输血

C. 抗生素预防感染　　　　　　　　　D. 吸氧

E. 给予镇静剂

5. 在进行身体评估时，错误的是（　　　）

A. 监测血压、脉搏、呼吸　　　　　　B. 腹部检查时注意胎位有无异常

C. 做好输血输液的准备，做阴道检查　D. 做肛门检查

E. 超声检查

（6~7题共用题干）

孕妇，28岁，孕34周，4小时前出现无痛性阴道出血，量较少。B超结果提示为边缘性前置胎盘。检查：血压100/80 mmHg，胎心率140次/min。

6. 此时适宜的处理措施是（　　　）

A. 阴道检查　　　　　　　　　　　　B. 人工破膜

C. 输血　　　　　　　　　　　　　　D. 期待疗法

E. 立即行剖宫产

7. 针对该患者的护理措施，错误的是（　　　）

A. 鼓励孕妇下床活动　　　　　　　　B. 禁做阴道检查和肛查

C. 严密观察阴道流血情况　　　　　　D. 监测胎儿宫内情况

E. 定时间断吸氧

（8~10题共用题干）

患者，女性，28岁，停经50天，1天前出现少量阴道出血，2小时前突感下腹剧痛，伴肛门坠胀感，晕厥一次。入院查体：面色苍白，血压70/50 mmHg，脉搏120次/min，下腹明显压痛，反跳痛，妇科检查见阴道后穹隆饱满，有宫颈抬举痛，子宫略大稍软。

8. 该患者最可能的诊断是（　　　）

A. 前置胎盘　　　　　　　　　　　　B. 异位妊娠

C. 难免流产　　　　　　　　　　　　D. 先兆流产

E. 急性盆腔炎

9. 该患者目前存在的主要护理问题是（　　　）

A. 体液不足　　B. 恐惧　　C. 焦虑　　D. 知识缺乏　　E. 疼痛

10. 针对该患者的护理措施，错误的是（　　　）

A. 取半卧位　　　　　　　　　　　　B. 保暖，给氧

C. 密切监测生命体征　　　　　　　　D. 迅速开放静脉通路

E. 做好腹部手术前准备

四、B 型题:

(1~5 题共用备选答案)

A. 先兆流产　　B. 难免流产　　C. 不全流产　　D. 完全流产　　E. 稽留流产

1. 宫颈口扩张,子宫小于孕周的流产为(　　)

2. 宫颈口关闭,子宫接近正常大小的流产为(　　)

3. 宫颈口扩张,常有胚胎组织堵塞在宫颈口,子宫大小与孕周相符的流产为(　　)

4. 宫颈口未开,子宫大小与孕周相符,妊娠可以继续者(　　)

5. 胚胎或胎儿已死亡滞留在宫腔内尚未自然排出者(　　)

【参考答案】

一、A1 型题

1. A　2. D　3. D　4. C　5. D　6. B　7. C　8. A　9. D　10. D

二、A2 型题:

1. A　2. B　3. A　4. B　5. D　6. E　7. E　8. C　9. E　10. B

三、A3/A4 型题

1. C　2. B　3. C　4. A　5. D　6. D　7. A　8. B　9. A　10. A

四、B 型题

1. C　2. D　3. B　4. A　5. E

第七章　妊娠合并症妇女的护理

【练习题】

一、A1 型题:

1. 妊娠合并心脏病的孕妇,死亡的主要原因是(　　)

A. 产程中用力过度所致的心衰　　　　B. 孕妇年龄大

C. 心力衰竭与感染　　　　　　　　　D. 心脏病病程长

E. 产后哺乳

2. 对妊娠合并心脏病孕妇的护理,错误的是(　　)

A. 妊娠 16 周起,限制食盐摄入量

B. 休息时采取左侧卧位或半卧位,保证充足睡眠

C. 指导孕产妇避免感冒、劳累、激动等,防止心力衰竭发生

D. 便秘者给予导泻剂或灌肠

E. 心功能Ⅲ级以上者应记录液体出入量

3. 心脏病孕妇经阴道分娩时,下列哪项护理措施不正确(　　)

A. 第一产程要专人护理,持续吸氧　　B. 第二产程应做好新生儿的抢救准备

C. 第三产程应防止腹压骤降诱发心力衰竭　D. 宫缩不佳可给缩宫素静脉注射

E. 宫缩不佳可给麦角新碱肌内注射

4. 关于妊娠合并心脏病的叙述哪项不正确（　　　）

A. 产后 2~3 天心脏负担减轻

B. 血容量妊娠 32~34 周达高峰

C. 第二产程心脏的负担最重

D. 心功能不全可以发生早产、胎儿宫内窘迫

E. 是孕产妇死亡的主要原因之一

5. 糖尿病对妊娠的影响，错误的是（　　　）

A. 易发生巨大儿　　　　　　　　　　B. 妊娠期高血压疾病发病率增高

C. 早产发生率增高　　　　　　　　　D. 羊水过少发生率增高

E. 孕妇易发生泌尿系感染

6. 妊娠期糖尿病孕妇药物治疗时，原则上应选用（　　　）

A. 苯乙双胍　　B. 格列本脲　　C. 阿卡波糖　　D. 胰岛素　　E. 帕格列酮

7. 下述哪项不是乙型病毒性肝炎的母婴传播途径（　　　）

A. 粪-口途径　　　　　　　　　　　B. 密切生活接触

C. 母婴垂直传播　　　　　　　　　　D. 经乳汁传播

E. 经产道接触母体分泌液或血液

8. 妊娠晚期及分娩期合并急性病毒性肝炎，对产妇威胁最大的是（　　　）

A. 易合并高血压　　　　　　　　　　B. 易发展为重型肝炎，孕产妇死亡率高

C. 易发生宫缩乏力产程延长　　　　　D. 易发生产后出血 DIC

E. 易发生早产

9. 我国诊断妊娠期贫血的标准是（　　　）

A. 血红蛋白 <70 g/L，红细胞比容 <0.20　　B. 血红蛋白 <80 g/L，红细胞比容 <0.25

C. 血红蛋白 <90 g/L，红细胞比容 <0.30　　D. 血红蛋白 <100 g/L，红细胞比容 <0.30

E. 血红蛋白 <110 g/L，红细胞比容 <0.31

10. 预防妊娠合并贫血的措施，错误的是（　　　）

A. 积极补充叶酸　　　　　　　　　　B. 减少酸性物质摄入

C. 积极预防肠道感染　　　　　　　　D. 多摄入蛋黄，瘦肉等食物

E. 积极治疗腹泻

二、A2 型题：

1. 妊娠合并心脏病的产妇心功能Ⅱ级，临产，胎心正常，给予护理措施正确的是（　　　）

A. 分娩结束后遵医嘱给予抗生素预防感染

B. 第二产程正确指导产妇屏气用力

C. 产后留产妇在产房观察 24 小时

D. 给予吸氧

E. 胎儿娩出后产妇腹部压砂袋并包扎固定 12 小时

2. 孕妇 33 岁，妊娠 2 个月，家务劳动后感心悸、气短和胸闷。查体：心率每分钟 118 次，呼吸每分钟 22 次，心尖区有Ⅲ级收缩期杂音，肺底部有湿啰音，下肢水肿Ⅰ度。正确的处理应是（　　　）

　　A. 饮食中限制食盐的摄入　　　　　　B. 加强整个孕期的监护

C.心衰控制后人工流产　　　　　　　　D.立即入院终止妊娠

E.心衰控制后,继续妊娠

3.关于妊娠合并糖尿病产妇的产褥期护理,正确的是(　　　)

A.重新评估胰岛素的需要量　　　　　　B.重新评估产妇的心理状态

C.产后 3 天的胰岛素量减半　　　　　　D.建议采取人工喂养方式

E.最好采取母婴分离方式

4.关于妊娠合并贫血,以下不正确的是(　　　)

A.孕妇应重视从食物中摄取所需要的铁　　B.铁剂的补充应以口服制剂为首选

C.妊娠晚期常规查血常规预防孕期并发症　　D.产后不能使用抗生素

E.严重贫血者不宜母乳喂养

5.初产妇,妊娠 38 周,合并心脏病已临产。心率 100 次/min,心功能Ⅲ级。骨盆测量正常。宫口开大 5 cm,正枕前位,先露 S^{+1}。下列分娩方式哪项最适宜(　　　)

A.严密观察产程,等待自然分娩　　　　B.待宫口开全后行阴道助产

C.适当加腹压缩短第二产程　　　　　　D.应行剖宫产结束分娩

E.静脉滴注缩宫素加速产程

三、A3/A4 型题:

(1～3 题共用题干)

孕妇,32 岁,孕 1 产 0。现妊娠 33 周,近 10 天自觉头晕、乏力、心悸及食欲减退。查体:面色苍白,心率 100 次/min。胎位、胎心及骨盆测量均正常,血红蛋白 80g/L,红细胞压积 0.25。

1.最可能的诊断是(　　　)

A.妊娠生理性贫血　　　　　　　　　　B.再生障碍性贫血

C.巨幼细胞性贫血　　　　　　　　　　D.缺铁性贫血

E.溶血性贫血

2.首选的药物为(　　　)

A.口服叶酸　　　　　　　　　　　　　B.少量多次输血

C.肌内注射右旋糖酐铁　　　　　　　　D.口服硫酸亚铁

E.肌内注射维生素 B_{12}

3.护士遵医嘱在给孕妇服上题药物的同时,要加服(　　　)

A.维生素 C　　　B.维生素 A　　　C.维生素 B 族　　　D.维生素 D　　　E.维生素 E

【参考答案】

一、A1 型题

1.C　2.D　3.E　4.A　5.D　6.D　7.A　8.B　9.D　10.B

二、A2 型题

1.D　2.D　3.A　4.D　5.D

三、A3/A4 型题

1.D　2.D　3.A

第八章　异常分娩产妇的护理

【练习题】

一、A1 型题：

1. 关于协调性宫缩乏力，正确的是(　　　)

A. 不易引起产后出血

B. 子宫收缩具有正常的节律性、对称性和极性，但收缩力弱

C. 宫缩间歇时，子宫壁不完全放松

D. 产妇持续性腹痛，产程延长

E. 最容易发生胎儿宫内窘迫

2. 不协调性宫缩乏力产妇的护理，正确的是(　　　)

A. 立即遵医嘱给予缩宫素　　　　　B. 遵医嘱给镇静剂肌内注射

C. 温肥皂水灌肠　　　　　　　　　D. 人工破膜

E. 针刺穴位，加强宫缩

3. 臀位孕妇矫正胎位的时间应选择在(　　　)

A. 妊娠 26 周　　　　　　　　　　B. 妊娠 30 周后

C. 妊娠 28 周后　　　　　　　　　D. 妊娠 36 周后

E. 妊娠 38 周后

4. 臀位经阴道分娩的处理，正确的是(　　　)

A. 第一产程可行温肥皂水灌肠

B. 第一产程产妇可自由活动

C. 宫缩时能见到胎足，提示已进入第二产程

D. 胎儿脐部娩出后，应在 8 分钟内结束分娩

E. 宫口未开全可行臀位牵引术助产

5. 有关横位的描述，不正确的是(　　　)

A. 子宫呈横椭圆形

B. 在母体腹部一侧触到胎头，另一侧触到胎臀

C. 若妊娠期发现为横位不必矫正，应等待分娩期剖宫产

D. 对母儿危害大

E. 以上都不是

6. 急产对母儿的影响，叙述不正确的是(　　　)

A. 易发生胎儿窘迫　　　　　　　　B. 易引起新生儿颅内出血

C. 易发生软产道损伤　　　　　　　D. 来不及接生，新生儿坠地骨折

E. 肠胀气、尿潴留

7. 子宫壁局部肌肉呈痉挛性不协调性收缩会形成(　　　)

A. 子宫痉挛性狭窄环　　　　　　　B. 强直性子宫收缩

C. 急产　　　　　　　　　　　　　D. 协调性宫缩乏力

E. 不协调性宫缩乏力

8.胎头下降停滞是指：（　　　）

A.进入活跃期后，宫口不再扩张 2 小时以上

B.第二产程达 1 小时胎头下降无进展

C.总产程超过 24 小时

D.进入活跃晚期后，胎头停留在原处不下降 1 小时以上

E.活跃晚期至第二产程，胎头下降速度初产妇＜1 cm/h，经产妇＜2 cm/h

9.急产可能对新生儿有下列影响，哪项是错误的（　　　）

A.可致颅内出血　　　　　　　　B.可因坠地而致骨折

C.易致新生儿窒息　　　　　　　D.可发生新生儿破伤风

E.可引起胸锁乳突肌血肿

10.协调性子宫收缩乏力的特征不包括（　　　）

A.子宫收缩力弱　　　　　　　　B.宫缩间歇时间长

C.宫缩持续时间短　　　　　　　D.宫缩具有节律性

E.宫缩间歇期，子宫肌肉不能完全放松

二、A2 型题：

1.初产妇张某，足月待产，胎位、胎心正常。宫口开大 5 cm 后产程无进展，4 小时后做肛门检查宫口扩张仍然同前。目前的诊断是（　　　）

A.潜伏期延长　　　　　　　　　B.活跃期延长

C.活跃期停滞　　　　　　　　　D.胎头下降停滞

E.胎头下降延缓

2.经产妇，臀位，胎心 146 次/min，胎儿不大。考虑经阴道分娩，进入产程后以下不正确的是（　　　）

A.左侧卧位，不宜站立走动　　　B.禁止灌肠

C.宫口开大 4～5 cm"堵"外阴　　D.行臀位助产术

E.行臀位牵引

3.某产妇，G_1P_0，停经 39 周，临产 14 小时，宫缩每 6～7 分钟 1 次，每次持续约 30 秒，宫口开大 6 cm，无头盆不称，胎心 130 次/min，此时护士应协助医生处理的是（　　　）

A.遵医嘱给予缩宫素静脉点滴　　B.立即做好剖宫产的准备

C.产钳术助产　　　　　　　　　D.等待自然分娩

E.给予高蛋白饮食，让产妇充分休息

4.某产妇，臀位，下列哪项处理措施是错误的（　　　）

A.为加强宫缩，第一产程可灌肠　　B.妊娠 30 周后应予矫正胎位

C.高龄初产妇应采用剖宫产术　　　D.临产后胎足脱出应"堵"至宫口充分扩张

E.出现胎儿窘迫时应行剖宫产术

5.初产妇、孕 39 周，宫口开全 2 小时频频用力、未见胎头拔露，检查：宫底部为臀、腹部前方可触及胎儿小部分，未触及胎头，肛查：胎头已达坐骨棘下 2 cm，矢状缝与骨盆前后径一致，大囟门在前方，诊断为（　　　）

A.持续性枕横位　　　　　　　　B.持续性枕后位

C.骨盆入口轻度狭窄　　　　　　D.头盆不称

E.原发性宫缩乏力

三、A3/A4 型题：

(1~3 题共用题干)

初产妇，孕 40 周，临产 8 小时，产妇持续腹痛，烦躁不安，检查：子宫收缩弱，宫缩间歇时不放松，宫高 32 cm，腹围 101 cm，胎心 140 次/min，宫口开大 3 cm，胎头最低点平坐骨棘，骨盆测量正常。

1.该产妇最可能的初步诊断是(　　)

A.协调性宫缩乏力　　　　　　　B.协调性宫缩过强

C.不协调性宫缩过强　　　　　　D.不协调性宫缩乏力

E.正常产程

2.对该产妇的护理，错误的是(　　)

A.出现胎儿窘迫时，协助医生做好剖宫产术准备

B.遵医嘱给予镇静剂

C.让产妇放松，充分休息

D.立即给予缩宫素静脉滴注加强宫缩

E.在宫缩恢复协调前，禁用宫缩剂

3.若经过处理后，仍未恢复正常，此时胎心 110 次/min，应采取的处理方法是(　　)

A.等待自然分娩　　　　　　　　B.继续观察产程

C.人工破膜　　　　　　　　　　D.立即行剖宫产术

E.静脉滴注缩宫素

四、B 型题：

(1~4 题共用备选答案)

A.潜伏期延长　　　　　　　　　B.活跃期延长

C.活跃期停滞　　　　　　　　　D.第二产程延长

E.滞产

1.某产妇，宫口开大 5 cm 时，宫缩转弱，9 小时宫口未开全，此为(　　)

2.某产妇，昨日上午 6 时临产，今日上午 11 时分娩结束，此为(　　)

3.某产妇，昨日上午 8 时临产，今日上午 2 时检查宫口开大 2 cm，此为(　　)

4.某产妇，上午 7 时检查宫口开大 7 cm，10 时检查宫口开大仍为 7 cm，此为(　　)

(5~9 题共用备选答案)

A.总产程超过 24 小时

B.宫口开大 3 cm 至宫口开全超过 8 小时者

C.总产程不超过 3 小时

D.宫口开全后初产妇超过 2 小时，经产妇超过 1 小时尚未分娩者

E.从临产至宫口开大 3 cm，超过 16 小时者

5.急产是指(　　)

6.潜伏期延长是指(　　)

7.活跃期延长是指(　　)

8.第二产程延长是指(　　)

9.滞产是指(　　　)

【参考答案】

一、A1 型题

1.B　2.B　3.B　4.D　5.C　6.E　7.A　8.D　9.E　10.E

二、A2 型题

1.C　2.E　3.A　4.A　5.B

三、A3/A4 型题

1.D　2.D　3.D

四、B 型题

1.B　2.E　3.A　4.C　5.C　6.E　7.B　8.D　9.A

第九章　分娩期并发症产妇的护理

【练习题】

一、A1 型题:

1.关于胎膜早破的临床表现,下列说法错误的是(　　　)

A.阴道流液为胎膜早破的主要症状

B.孕妇突感有较多的液体流出,以后呈间断性,时多时少

C.流液量的多少与破口大小、位置高低有关

D.腹压增加时阴道流液量增加

E.常伴有不规则阴道流血

2.胎膜早破的护理措施,错误的是(　　　)

A.破膜后立即听胎心音

B.胎先露未衔接者绝对卧床休息,抬高臀部,防止脐带脱垂

C.密切观察体温、脉搏、血象的变化

D.破膜后立即清洁灌肠

E.记录破膜时间,观察羊水性状、颜色和气味

3.以下不是子宫破裂病因的是(　　　)

A.妊娠合并贫血　　　　　　　B.梗阻性难产

C.瘢痕子宫　　　　　　　　　D.缩宫素使用不当

E.外伤

4.关于先兆子宫破裂的体征,描述错误的是(　　　)

A.痉挛性狭窄环　　　　　　　B.肉眼血尿

C.下腹部压痛　　　　　　　　D.可出现胎心异常

E.病理性缩复环

5.关于完全性子宫破裂的临床表现,以下叙述不正确的是(　　　)

A.突感下腹撕裂样剧痛　　　　B.子宫缩小位于胎儿侧方

C.有腹腔内出血　　　　　　　　　D.胎位清楚

E.胎心听诊正常

6.分娩期产妇一旦发现先兆子宫破裂,首选的措施是(　　)

A.抗休克,静脉输液、输血　　　　B.停止一切操作,抑制宫缩

C.行阴道助产,尽快结束分娩　　　D.大量抗生素预防感染

E.以上全正确

7.目前我国孕产妇死亡的首位原因为(　　)

A.妊娠合并心脏病　　　　　　　　B.产褥感染

C.妊高征　　　　　　　　　　　　D.产后出血

E.妊娠合并重症肝炎

8.子宫收缩乏力导致的产后出血,加强宫缩的方法不包括(　　)

A.按摩子宫　　　　　　　　　　　B.使用缩宫素

C.使用止血敏　　　　　　　　　　D.宫腔填塞法

E.结扎盆腔血管或切除子宫

9.在产后出血的预防措施中,错误的是(　　)

A.严密观察产程,防止产后体力过度消耗

B.第二产程胎儿应尽快娩出

C.胎儿前肩娩出后立即肌注缩宫素

D.胎盘未完全剥离前不可过早揉挤子宫及强拉脐带

E.产后产妇应在产房观察2小时

10.以下关于羊水栓塞的治疗,错误的是(　　)

A.使用肾上腺素抗过敏　　　　　　B.治疗凝血功能障碍

C.使用抗生素预防感染　　　　　　D.使用镇静解痉药物解除支气管痉挛

E.等待自然分娩

二、A2型题:

1.某孕妇孕31周伴羊水过多,今晨突感大量液体自阴道流出,家属随即护送至医院,经检查羊水池深度≥5 cm。以下处理正确的是(　　)

A.用温肥皂水灌肠　　　　　　　　B.取头高侧卧位

C.取头低臀高位　　　　　　　　　D.立即做好剖宫产准备

E.破膜后若无感染征象不必用抗生素

2.患者34岁,妊娠足月临产,滞产,胎儿胎盘娩出后,出现间歇性阴道出血,量较多。检查子宫体柔软。其出血原因最大可能是(　　)

A.软产道损伤　　　　　　　　　　B.胎盘剥离不全

C.子宫收缩乏力　　　　　　　　　D.凝血功能障碍

E.子宫破裂

3.某产妇,30岁,妊娠39周,急产一男婴,胎儿娩出后立即出现阴道大量流血,色鲜红,可凝固,查体:血压80/50 mmHg,脉搏110次/min,腹部检查:宫缩良好。疑为软产道裂伤,护士应协助医生进行的处理是(　　)

A.按摩子宫　　　　　　　　　　　B.注射子宫收缩剂

C.修补、缝合裂伤　　　　　　　　D.肌注硫酸镁

E.纱布条压迫止血

4.初产妇，孕40周，产程进展20小时，宫口开大4 cm，肌注缩宫素10单位，宫缩持续不缓解，胎心100次/分，耻骨联合上方有压痛，腹部有一环状凹陷，应考虑为(　　)

A.胎盘早剥　　　　　　　　　　　B.先兆子宫破裂

C.高张性宫缩乏力　　　　　　　　D.子宫收缩过强

E.痉挛性子宫

5.一初产妇，宫缩15小时自娩一名3000 g女婴，现胎儿娩出已8分钟，胎盘尚未娩出，阴道无流血，此时的处理下列何项不当(　　)

A.查看子宫形态

B.经肌肉注射缩宫素

C.查看外露脐带有否向外延长

D.牵拉脐带或压迫宫底以了解胎盘是否剥离

E.等待观察有胎盘剥离征象时协助胎盘娩出

三、A3/A4型题：

(1~3题共用题干)

初孕妇，28岁，妊娠33周，臀位，突然出现阴道流水4小时，时多时少不能控制，色淡黄，听胎心146次/min。

1.该孕妇最可能的诊断是(　　)

A.前置胎盘　　B.胎膜早破　　　C.胎盘早剥　　　D.羊水栓塞　　　E.子宫破裂

2.下列检查中与明确诊断，无关的选项是(　　)

A.阴道液pH测定　　　　　　　　B.阴道液涂片检查

C.阴道液涂片染色后检查　　　　　D.羊膜镜检查

E.尿HCG测定

3.对该孕妇的护理措施，错误的是(　　)

A.注意保持外阴清洁，禁止灌肠　　B.避免做不必要的阴道检查和肛门检查

C.注意观察羊水的性状、颜色　　　D.立即终止妊娠

E.卧床休息抬高臀部

(4~5题共用题干)

产妇张某，28岁，第一胎，总产程5小时，自然分娩一活女婴，体重3400 g。第三产程观察时，发现阴道流血300 mL，流出的血液呈鲜红色，能自凝。生命体征平稳。

4.根据此病例，考虑出血多的原因是：(　　)

A.凝血功能障碍　　　　　　　　　B.软产道损伤

C.子宫收缩乏力　　　　　　　　　D.产妇心理紧张

E.胎盘胎膜残留

5.查明原因后，应采取的护理措施是(　　)

A.准确地缝合出血点　　　　　　　B.给予大量的宫缩剂

C.紧急输入大量鲜血　　　　　　　D.及时清除宫内异物

E.给予合适的凝血剂

四、B 型题：

（1~2 题共用备选答案）

A. 膀胱截石位　　　　　　　　　　B. 侧卧位或臀高位

C. 胸膝卧位　　　　　　　　　　　D. 半坐卧位

E. 平卧位

1. 破膜后胎先露尚未入盆的产妇应取（　　　）

2. 产后出血休克的产妇应取（　　　）

【参考答案】

一、A1 型题：

1. E　2. D　3. A　4. A　5. E　6. B　7. D　8. C　9. B　10. E

二、A2 型题：

1. C　2. C　3. C　4. B　5. D

三、A3/A4 型题：

1. B　2. E　3. D　4. B　5. A

四、B 型题：

1. B　2. E

第十章　高危儿的护理

【练习题】

一、A1 型题：

1. 头先露的胎儿宫内窘迫时可存在的征象是（　　　）

A. 羊水过多　　　　　　　　　　　B. 羊水过少

C. 羊水胎粪污染　　　　　　　　　D. 听胎心遥远

E. 子宫收缩乏力

2. 下述属于急性胎儿宫内窘迫的临床表现是（　　　）

A. 胎心 180 次/min　　　　　　　　B. 胎心 140 次/min

C. 胎盘功能减退　　　　　　　　　D. 胎动进行性减少

E. 胎心遥远

3. 胎儿急性缺氧早期胎动特点是（　　　）

A. 频繁　　B. 减弱　　C. 消失　　D. 不变　　E. 减少

4. 下列有关慢性胎儿窘迫的描述，正确的是（　　　）

A. 多发生于妊娠中期　　　　　　　B. 多发生于妊娠末期

C. 多发生于分娩早期　　　　　　　D. 多发生于分娩期

E. 多发生于第二产程

5. 新生儿出生后立即用 3~5 秒钟来快速评估，以下哪项不是快速评估的项目（　　　）

A. 是否足月　　　　　　　　　　　B. 羊水是否清亮

C. 体重是否正常　　　　　　　　D. 有无呼吸或哭声

E. 肌张力是否好

6. 急性胎儿窘迫的主要表现不包括(　　　)

A. 胎心率改变　　　　　　　　　B. 胎动异常

C. 羊水污染　　　　　　　　　　D. 羊水减少

E. 代谢性酸中毒

7. 胎儿窘迫的病因不包括(　　　)

A. 产程延长　　　　　　　　　　B. 妊娠期高血压疾病

C. 母亲轻度贫血　　　　　　　　D. 妊娠合并心脏病

E. 脐带脱垂

8. 下列关于急性胎儿窘迫的护理措施,错误的是(　　　)

A. 做好新生儿抢救和复苏的准备　B. 产妇取平卧位

C. 间断吸氧　　　　　　　　　　D. 严密监测胎心变化

E. 尽快终止妊娠

9. 慢性胎儿窘迫时由于缺氧是渐进性的,主要表现为(　　　)

A. 胎心率加快　　　　　　　　　B. 胎心率减慢

C. 胎动频繁　　　　　　　　　　D. 胎动减少

E. 胎粪污染

10. 胎儿窘迫时以下头皮血气分析正确的是(　　　)

A. 血 PH < 7.2, PO_2 < 10mmHg, PCO_2 > 60mmHg

B. 血 PH < 7.2, PO_2 > 10mmHg, PCO_2 < 60mmHg

C. 血 PH > 7.5, PO_2 < 30mmHg, PCO_2 < 50mmHg

D. 血 PH > 7.5, PO_2 > 20mmHg, PCO_2 < 50mmHg

E. 血 PH < 7.2, PO_2 < 10mmHg, PCO_2 < 40mmHg

二、A3/A4 型题:

(1 ~ 2 题共用题干)

某产妇孕 42^{+3} 周过期产,新生儿出生后立即给予初步复苏。

1. 以下初步复苏顺序正确的是(　　　)

A. 保暖→摆正体位→清理呼吸道→擦干全身→刺激啼哭

B. 保暖→擦干全身→摆正体位→清理呼吸道→刺激啼哭

C. 保暖→摆正体位→擦干全身→清理呼吸道→刺激啼哭

D. 清理呼吸道→摆正体位→保暖→擦干全身→刺激啼哭

E. 保暖→清理呼吸道→摆正体位→刺激啼哭→擦干全身

2. 在 30 秒的初步复苏后,该早产儿无呼吸和哭声,心率 80 次/min,应采取何种措施
(　　　)

A. 继续拍打足底刺激啼哭　　　　B. 清理呼吸道

C. 气囊 - 面罩正压人工呼吸　　　D. 胸外心脏按压

E. 药物治疗

三、B 型题

(1~4 题共用备选答案)

A.急性胎儿窘迫 　　　　　　　B.轻度新生儿窒息

C.慢性胎儿窒息 　　　　　　　D.重度新生儿窒息

E.新生儿产伤

1.胎儿娩出后 1 分钟仅有心跳而无呼吸，Apgar 评分 4~7 分(　　　)

2.胎儿娩出后 1 分钟仅有心跳而无呼吸，Apgar 评分 0~3 分(　　　)

3.胎儿在宫内有缺氧现象危及胎儿健康和生命，多发生在临产过程中(　　　)

4.胎儿在宫内有缺氧现象危及胎儿健康和生命，多发生在妊娠末期(　　　)

【参考答案】

一、A1 型选择题

1. C　2. A　3. A　4. B　5. C　6. D　7. C　8. B　9. D　10. A

二、A3/A4 型选择题

1. A　2. C

三、B 型题

1. B　2. D　3. A　4. C

第十一章　　异常产褥产妇的护理

【练习题】

一、A1 型题：

1.引起产褥感染最常见的病原体是(　　　)

A.产气夹膜杆菌 　　　　　　　B.厌氧菌

C.金黄色葡萄球菌 　　　　　　B.阴道杆菌

E.大肠埃希菌

2.产褥感染护理哪项不妥(　　　)

A.防止交叉感染，进行床边隔离 　　　B.产妇平卧臀部抬高

C.体温超过 38℃应停止哺乳 　　　　　D.保证营养摄入

E.保持外阴清洁

3. 产褥感染的产妇，宜取的体位是(　　　)

A. 侧卧位　　　B. 平卧位　　　C. 俯卧位　　　D. 半坐卧位　　　E. 头低足高位

4. 产褥感染，最常见的病变是(　　　)

A.急性外阴炎及阴道炎 　　　　　B. 急性子宫内膜炎

C. 急性输卵管炎 　　　　　　　　D. 急性盆腔结缔组织炎

E. 血栓性下肢静脉炎

5. 导致产褥病率的主要原因是(　　　)

A. 手术切口感染　　B. 乳腺炎　　C.肺部感染　　D. 泌尿系统感染　　E. 产褥感染

6. 发生晚期产后出血最常见的时间为产后(　　)

A.1~2周　　　　B.2~3周　　　　C.3~4周　　　　D.4~5周　　　　E.5~6周

7. 关于晚期产后出血的处理,错误的是(　　)

A. 少量或中等量阴道流血,可给予抗生素、子宫收缩剂、支持疗法

B. 怀疑有胎盘、胎膜残留者,应行刮宫术

C. 剖宫产术后阴道流血用刮匙取出宫腔残留组织

D. 剖宫产术后阴道流血量多,必要时应开腹探查

E. 剖宫产术后阴道流血量多,有时需切除子宫

二、A2型题:

1. 某初产妇,自分娩后第2天起,持续3天体温在37.5℃左右。子宫收缩好、无压痛,会阴伤口红肿、疼痛,恶露淡红色、无臭味,双乳软、无硬结。发热的原因最可能是(　　)

A. 会阴伤口感染　　　　　　　　B. 乳腺炎

C. 产褥感染　　　　　　　　　　D. 上呼吸道感染

E. 乳头皲裂

2. 某产妇会阴侧切伤口、术后5天拆线,用高锰酸钾溶液坐浴,每天的坐浴安排是(　　)

A. 每天一次　　　　　　　　　　B. 每晨一次

C. 每日2~3次　　　　　　　　　D. 每日大便后

E. 每次小便后

3. 产妇21岁,产后1周出现寒战、弛张热,下肢持续性疼痛、水肿,皮肤发白。最可能的诊断是(　　)

A. 子宫内膜炎　　　　　　　　　B. 下肢血栓性静脉炎

C. 急性盆腔结缔组织炎　　　　　D. 急性盆腔腹膜炎

E. 急性宫颈炎

4. 某产妇,产钳助产,产后5天,产妇自述发热,下腹微痛,查体:体温38℃,双乳稍胀,无明显压痛,子宫脐下2指,轻压痛,恶露多而混浊,有臭味。余无异常发现。该产妇首先考虑的疾病是(　　)

A. 乳腺炎　　　　　　　　　　　B. 慢性盆腔炎

C. 急性胃肠炎　　　　　　　　　D. 急性肾盂肾炎

E. 急性子宫内膜炎

5. 初产妇,35岁。自然分娩。产程延长,手取胎盘。出院时,责任护士告知其预防产褥感染的措施,错误的内容是(　　)

A. 加强营养　　B. 不能外出　　C. 注意卫生　　D. 禁止盆浴　　E. 防止感冒

6. 某女,胎膜破裂后2天临产入院。当天自然分娩,产后第3天侧切伤口红、肿、发硬,压之有稀脓液流出,体温37.8℃。下列哪项处理不当(　　)

A. 抗感染　　　　　　　　　　　B. 换药

C. 局部理疗　　　　　　　　　　D.1:5000高锰酸钾溶液坐浴

E. 提前拆线引流

7. 患者,女,28岁。孕27周,因胎儿畸形行引产术后2周,情绪低落,感自责、自罪,并有自伤行为。该患者最可能发生的心理障碍是(　　)

A. 产后自残　　　B. 产后抑郁　　　C. 产后沮丧　　　D. 产后焦虑　　　E. 产后紧张

【参考答案】

一、A1 型题

1. B　2. B　3. D　4. B　5. E　6. A　7. C

二、A2 型题

1. A　2. C　3. B　4. E　5. B　6. D　7. B

第十二章　妇科疾病患者的护理及检查的护理配合

【练习题】

一、A1 型题：

1. 妇科检查注意事项哪项不妥（　　）

A. 做好心理护理　　　　　　　　B. 检查前排空膀胱

C. 一次性臀垫及阴道窥器应一人一换　　D. 阴道出血照常做双合诊检查

E. 未婚者用肛腹诊检查

2. 男性医护人员进行妇科检查时，应特别注意的是（　　）

A. 检查时要态度和蔼，做好解释工作　　B. 未婚妇女一般仅限直肠 – 腹部诊检查

C. 注意用具的消毒　　　　　　　D. 臀垫、手套、窥阴器等均应每人次更换

E. 检查时应有其他人员或家属在场

3. 盆腔检查又称妇科检查，除尿瘘患者外，检查时一般取（　　）

A. 膝胸卧位　　B. 膀胱截石位　　C. 半卧位　　D. 平卧位　　E. 去枕平卧位

4. 观察阴道壁、子宫颈情况所用的检查方法是：（　　）

A. 外阴检查　　B. 阴道窥器检查　　C. 双合诊检查　　D. 三合诊检查　　E. 肛腹诊检查

5. 妇科检查用的臀垫更换应（　　）

A. 每人更换　　　B. 每天　　　C. 隔天　　　D. 每周　　　E. 必要时

6. 关于双合诊检查，下列错误的是（　　）

A. 双合诊是盆腔检查最常用的方法

B. 方法是一手带手套，用示指、中指两指伸入阴道，另一手掌面向下按压下腹部，双手配合进行

C. 检查前需排空膀胱

D. 正常情况下，可触及输卵管、卵巢

E. 双合诊检查前应向患者做好解释工作

7. 哪种情况不宜做阴道灌洗（　　）

A. 慢性宫颈炎　　　　　　　　　B. 阴道炎

C. 阴道不规则出血　　　　　　　D. 经腹全子宫切除术前

E. 阴道手术前

8. 在妇科常用特殊检查中，最常用的防癌普查方法是（　　）

A. 双合诊检查　　　　　　　　B. 阴道分泌物悬滴检查

C. B 超　　　　　　　　　　　D. 阴道镜检查

E. 宫颈刮片细胞学检查

二、A2 型题：

1. 吴女士，询问婚育史得悉足月产 1 次，无早产，流产 2 次，现存 1 个女儿，简写表达式为（　　）

A. 1 – 0 – 2 – 1　　　　　　　　B. 2 – 1 – 0 – 1

C. 1 – 1 – 2 – 0　　　　　　　　D. 0 – 1 – 2 – 1

E. 1 – 1 – 0 – 2

2. 李女士，生育史简写为 G_3P_1，表示为（　　）

A. 足月产 3 次，早产 1 次　　　　B. 早产 3 次，流产 1 次

C. 流产 3 次，现存子女 1 人　　　D. 足月产 3 次，现存子女 1 人

E. 怀孕 3 次，分娩 1 次

【参考答案】

一、A1 型题

1. D　2. E　3. B　4. B　5. A　6. D　7. C　8. E

二、A2 型题

1. B　2. E

第十三章　女性生殖系统炎症患者的护理

【练习题】

一、A1 型题：

1. 适于阴道毛滴虫生长繁殖的阴道 pH 是（　　）

A. 4.0~5.0　　B. 5.2~6.6　　C. 6.0~6.5　　D. 6.5~7.5　　E. 7.5~8.0

2. 预防滴虫性阴道炎哪项不妥（　　）

A. 消灭传染源　　　　　　　　B. 及时发现和治疗带虫者

C. 切断传染途径　　　　　　　D. 注意消毒隔离

E. 做好保护性隔离

3. 各类慢性宫颈炎患者共同的症状为（　　）

A. 下腹部痛　　B. 不孕　　C. 血性分泌物　　D. 白带增多　　E. 痛经

4. 外阴阴道假丝酵母菌病的典型白带特点是（　　）

A. 白色豆渣样或凝乳样　　　　B. 血性白带

C. 脓性白带　　　　　　　　　D. 稀薄泡沫状

E. 黄色水样

5. 女性阴道感染滴虫后，典型的白带特点是（　　）

A. 白色稠厚豆渣状　　　　　　B. 黄色水样

C.稀薄泡沫状　　　　　　　　　　D.乳白色黏液状

E.淘米水样

6.滴虫性阴道炎的传染方式不包括(　　　)

A.性交传播　　　　　　　　　　B.公共浴池传播

C.宫内传播　　　　　　　　　　D.游泳池传播

E.不洁器械传播

7.急性盆腔炎患者宜采取的体位是(　　　)

A.平卧位　　B.半坐卧位　　C.俯卧位　　D.头低脚高位　　E.侧卧位

8.慢性宫颈炎物理治疗的时间,应选择在月经干净后(　　　)

A.1~2天　　B.3~7天　　C.8~9天　　D.10~14天　　E.15天以后

二、A2型题:

1.患者,女性,25岁。因"白带增多7天"就诊。妇科检查:外阴阴道正常,宫颈糜烂,糜烂面积占宫颈面积的1/2,护士评估该患者宫颈糜烂的程度是(　　　)

A.轻度　　　B.重度　　　C.中度　　　D.极轻度　　　E.特重度

2.患者赵某,由于慢性宫颈重度糜烂需做电熨术治疗,以下描述正确的是(　　　)

A.原则是让柱状上皮生长　　　　B.术后2个月内禁止性生活

C.术后1个月内禁止阴道冲洗　　　D.术后可嘱患者坐浴以促进健康

E.电熨后创面涂抹50%硫酸镁

3.关于假丝酵母菌性阴道炎,下列哪项正确(　　　)

A.多见于接受大量孕激素治疗者　　B.长期应用抗生素者不易发病

C.妊娠与非妊娠妇女发病率相同　　D.主要症状是外阴奇痒、白带呈豆腐渣样

E.可用酸性溶液冲洗

4.某妇女,65岁,近半个月来阴道流黄色水样分泌物,有时带血,经检查排除恶性肿瘤,下列哪项可能性大(　　　)

A.滴虫性阴道炎　　　　　　　　B.萎缩性阴道炎

C.宫颈糜烂　　　　　　　　　　D.宫颈息肉

E.子宫内膜炎

5.患者,女,诉说在单位妇科普查时确诊"子宫颈Ⅱ度糜烂",护士应告知她疗效较好、疗程最短的治疗方法是(　　　)

A.宫颈上药　　B.阴道冲洗　　C.物理疗法　　D.手术治疗　　E.局部用硝酸银

6.刘女士,33岁,已婚。白带增多、外阴瘙痒5天。分泌物中找到阴道毛滴虫。护士应指导患者选用哪种药物阴道给药(　　　)

A.磺胺类药物　　B.甲硝唑　　C.雌激素　　D.克霉唑栓剂　　E.制霉菌素片

三、A3/A4型题:

(1~3题共用题干)

妇科门诊,某已婚女士自述:白带增多,外阴瘙痒伴灼热感1周。妇科检查:阴道黏膜充血,有散在红色斑点,白带呈泡沫状、灰黄色、质稀薄,有腥臭味。

1.本病最可能的诊断为(　　　)

A.盆腔炎　　　　　　　　　　　B.淋病

C. 滴虫性阴道炎　　　　　　　　D. 外阴假丝酵母菌病

E. 慢性宫颈炎

2. 给此患者作阴道灌洗选择的溶液应为(　　)

A. 1% 乳酸　　　　　　　　　　B. 4% 碳酸氢钠溶液

C. 1:2000 苯扎溴铵　　　　　　D. 1:8000 高锰酸钾溶液

E. 1:1000 呋喃西林

3. 告知此患者该病治愈的标准是治疗后(　　)

A. 无自觉症状, 白带量不多　　　B. 在 1 次月经后复查白带阴性

C. 1 个疗程后复查白带阴性　　　D. 在 2 次月经后复查白带连续 2 次阴性

E. 在每次月经后复查白带连续 3 次阴性

四、B 型题:

(1~5 题共用备选答案)

A. 外阴炎　　　　　　　　　　　B. 滴虫性阴道炎

C. 假丝酵母菌病　　　　　　　　D. 前庭大腺炎

E. 慢性宫颈炎

1. 阴道稀薄的泡沫状分泌物见于(　　)

2. 阴道稠厚豆渣样分泌物见于(　　)

3. 需要夫妇双方同时治疗的是(　　)

4. 治疗中可用1% 乳酸冲洗阴道的是(　　)

5. 治疗中可用碱性溶液冲洗阴道的是(　　)

【参考答案】

一、A1 型题

1. B　2. E　3. D　4. A　5. C　6. C　7. B　8. B

二、A2 型题

1. C　2. B　3. D　4. B　5. C　6. B

三、A3 型题

1. C　2. A　3. E

四、B 型题

1. B　2. C　3. B　4. B　5. C

第十四章　女性生殖系统肿瘤患者的护理

【练习题】

一、A1 型题:

1. 在妇科手术后患者的护理措施中, 正确的是(　　)

A. 术后 1~3 天体温升高可超过 39℃

B. 妇科阴部手术后 72 小时取出阴道内纱布块

C.会阴Ⅲ°裂伤修补术后5天内进少渣半流质饮食

D.一般腹部手术后12小时可拔除导尿管

E.腰麻患者应去枕平卧12小时

2.经腹子宫全切术前准备,下述哪项是不必要的(　　)

A.做好心理护理　　　　　　　　　B.观察生命体征

C.术前3天进无渣饮食　　　　　　 D.对贫血严重的患者应先纠正贫血

E.手术当日按时给予术前用药

3.卵巢恶性肿瘤的特点是(　　)

A.肿瘤生长迅速　　　　　　　　　B.常为单侧性的

C.病程长　　　　　　　　　　　　D.肿瘤表面光滑

E.多为囊性

4.确诊宫颈癌的方法是(　　)

A.妇科三合诊检查　　　　　　　　B.子宫颈刮片细胞学检查

C.阴道镜检查　　　　　　　　　　D.宫颈多点活检和宫颈管刮片病理检查

E.碘试验

5.我国女性生殖器官恶性肿瘤发生率最高的是(　　)

A.阴道癌　　　B.外阴癌　　　C.宫颈癌　　　D.子宫内膜癌　　　E.原发性输卵管癌

6.良性卵巢肿瘤最常见的并发症为(　　)

A.蒂扭转　　　　B.感染　　　　C.恶变　　　　D.内出血　　　　E.破裂

7.关于子宫肌瘤的描述,正确的是(　　)

A.是妇科最常见的恶性肿瘤　　　　B.多发生于绝经期妇女

C.肌壁间肌瘤少见　　　　　　　　D.黏膜下肌瘤多见

E.黏膜下肌瘤易发生月经过多

8.子宫内膜癌最早的症状是(　　)

A.阴道排液量增多　　　　　　　　B.绝经后阴道流血

C.宫腔积脓　　　　　　　　　　　D.下腹疼痛

E.低热

9.宫颈癌根治术后可以拔除尿管的时间是术后(　　)

A.1~2天　　　B.3~4天　　　C.6~8天　　　D.7~14天　　　E.2周以后

10.接受妇科阴道手术者,术后取出阴道内纱布的正确时间是(　　)

A.12小时　　　B.18小时　　　C.24小时　　　D.48小时　　　E.72小时

二、A2型题:

1.患者女性,46岁。近一段时间出现不规则阴道出血,经量增多,并感到阴道排液也增多,并有恶臭。建议作(　　)

A.阴道分泌物悬滴检查　　　　　　B.子宫颈活体组织检查

C.分段诊断性刮宫　　　　　　　　D.阴道侧壁涂片

E.内诊检查

2.患者,女性,45岁。行宫颈癌根治术后第12天。护士在拔尿管前开始夹闭尿管,定期开放,以训练膀胱功能。开放尿管的时间为(　　)

A. 每 1 小时 1 次　　　　　　　　B. 每 2 小时 1 次

C. 每 3 小时 1 次　　　　　　　　D. 每 4 小时 1 次

E. 每 5 小时 1 次

3. 某妇女，31 岁，已婚，月经正常，妇科普查发现：子宫大小正常，左侧附件扪及一拳头大小，表面光滑、活动的囊包块。最大的可能性(　　　)

A. 恶性卵巢肿瘤　　B. 良性卵巢肿瘤　　C. 子宫肌瘤　　D. 黄素囊肿　　E. 早期妊娠

4. 患者，女性，60 岁，绝经 10 年后出现阴道流血半年。妇科：子宫稍大，质软，附件无异常，其可能的诊断是(　　　)

A. 内分泌失调　　　　　　　　　B. 老年性阴道炎

C. 宫颈癌　　　　　　　　　　　D. 子宫内膜癌

E. 子宫黏膜下肌瘤

5. 患者女性，45 岁，被诊断为宫颈癌。今日行手术，护士在做饮食指导时告知患者(　　　)

A. 手术日流食，次日可以进食半流食　　B. 手术当日禁食，次日可以进流食

C. 手术当日及次日均禁食　　　　　　　D. 手术当日禁食，次日不可以进流食

E. 手术后禁食 3 天，静脉补充能量

6. 患者，女性，55 岁，查体时发现子宫肌瘤，无月经周期的改变及其他不适主诉。妇科检查：子宫 <2 个月妊娠大小。最佳的处理方法是(　　　)

A. 服抗贫血药物　　　　　　　　B. 定期随访

C. 子宫肌瘤切除术　　　　　　　D. 次全子宫切除术

E. 激素治疗

三、A3/A4 型题：

(1~3 题共用题干)

患者女，50 岁。不规则阴道流血、流液半年，妇科检查：宫颈为菜花样组织，子宫体大小正常，活动差，考虑为宫颈癌。

1. 确诊宫颈癌，应做哪项检查(　　　)

A. 宫颈刮片细胞学检查　　　　　B. 阴道镜检查

C. 分段诊刮　　　　　　　　　　D. 宫颈和颈管活组织检查

E. 碘试验

2. 宫颈癌最常见的早期症状是(　　　)

A. 接触性出血　　B. 阴道大出血　　C. 绝经后出血　　D. 血性白带　　E. 阴道水样排液

3. 护理措施中哪项错误(　　　)

A. 鼓励患者树立战胜疾病信心　　　B. 疼痛即给予止痛剂

C. 高热可行物理降温　　　　　　　D. 保持外阴清洁

E. 补充营养增强机体抵抗力

(4~5 题共用题干)

患者，女性，45 岁，经量增多，经期延长 2 年，头晕、乏力 2 个月。妇科查体：子宫呈不规则增大，如孕 3 个月大小，表面结节状突起，质硬。

4. 首先考虑该患者的诊断是(　　　)

A. 子宫颈癌　　B. 子宫内膜癌　　C. 浸润性葡萄胎　　D. 子宫肌瘤　　E. 绒毛膜癌

5. 为患者实施的护理措施不包括(   )

A. 酌情予以输血和补液   B. 帮助患者及家属正确认识疾病

C. 补充营养和含铁高的食物   D. 口服补血制剂

E. 嘱患者绝对卧床休息

四、B 型题:

(1~3 题共用备选答案)

A.6~8 小时   B.12 小时   C.7~14 天   D.1~2 天   E.24 小时

1. 广泛性全子宫切除和盆腔淋巴结清除术术后留置导尿管时间是(   )

2. 蛛网膜下腔麻醉者,去枕平卧的时间是(   )

3. 硬膜外麻醉者,去枕平卧的时间是(   )

(4~8 题共用备选答案)

A. 宫颈刮片细胞学检查   B. 分段诊断性刮宫

C. 接触性出血   D. 最常见的妇科良性肿瘤

E. 绝经后阴道不规则出血

4. 早期子宫颈癌的典型临床表现是(   )

5. 子宫颈癌首选的普查方法(   )

6. 子宫肌瘤是(   )

7. 诊断子宫内膜癌的常用方法(   )

8. 子宫内膜癌的主要临床表现(   )

【参考答案】

一、A1 型题

1. C   2. C   3. A   4. D   5. C   6. A   7. E   8. B   9. D   10. C

二、A2 型题

1. C   2. B   3. B   4. D   5. B   6. B

三、A3/A4 型题

1. D   2. A   3. B   4. D   5. E

四、B 型题

1. C   2. B   3. A   4. C   5. A   6. D   7. B   8. E

第十五章   女性生殖内分泌疾病患者的护理

【练习题】

一、A1 型题:

1. 关于功能失调性子宫出血的病因及临床表现,描述正确的是(   )

A. 仅出现在生育期

B. 神经内分泌功能失调引起的异常子宫出血

C. 伴有轻度子宫内膜非特异性炎症

D.大部分患者属于有排卵型功血

E.全身及内外生殖器官有明显器质性病变

2.有关无排卵型功血,下述哪项是正确的( )

A.常见于育龄妇女　　　　　　　B.基础体温呈双相型

C.月经周期无一定规律性　　　　D.经期延长,淋漓不断

E.经量少

3.有关更年期妇女的症状错误的是( )

A.生殖器官萎缩　　　　　　　　B.骨质疏松

C.阴道分泌物增多　　　　　　　D.潮热、出汗

E.阴道黏膜变薄

4.有关黄体功能不足的描述,正确的是( )

A.多见于围绝经期妇女　　　　　B.月经周期缩短

C.经期延长,淋漓不断　　　　　D.经血多,易贫血

E.基础体温单相

5.关于子宫内膜不规则脱落,以下描述错误的是( )

A.月经周期正常,但经期延长　　B.基础体温双相

C.生育年龄妇女居多　　　　　　D.于月经第5天刮宫见有分泌反应子宫内膜

E.卵巢有排卵但黄体发育不良

6.子宫内膜不规则脱落患者,行诊刮的时间是( )

A.经前1~3天　　　　　　　　B.月经来潮第5~6天

C.月经来潮第1天　　　　　　　D.月经干净后3~7天

E. 月经中期

7.青春期无排卵型功能失调性子宫出血的治疗原则是( )

A.止血、减少月经量　　　　　　B.减少月经量、调整周期

C.调整垂体和性腺功能　　　　　D.止血、调整周期、促排卵

E.止血、防止子宫内膜病变

8.未婚女性,闭经,检查卵巢功能最简便易行的方法是( )

A.阴道脱落细胞检查　　　　　　B.孕激素试验

C.基础体温测定　　　　　　　　D.FSH – RH 测定

E.诊断性刮宫

9.因环境改变引起的女性闭经属于( )

A.子宫性闭经　　B.卵巢性闭经　　C.垂体性闭经　　D.下丘脑性闭经　　E.原发性闭经

10.围绝经期综合征的主要症状是( )

A.泌尿生殖道症状　　B.心血管症状　　C.全身症状　　D.月经改变　　E.代谢障碍

二、A2 型题:

1.女性,30 岁,平素月经规律,孕1产1。近1年工作压力大,现在已3个月未来月经。最可能的原因为( )

A.黄体功能不足　　B.垂体性　　C.子宫性　　D.下丘脑性　　E.激素水平异常

2.女性,27 岁,月经频发,经血量正常,婚后4年未孕,前来就诊。妇科检查,子宫正常

大小，双附件无异常，基础体温呈双相型，最可能的诊断是(　　　)

    A. 无排卵型功血　　　　　　　　B. 黄体功能不全

    C. 子宫内膜脱落不全　　　　　　D. 子宫内膜炎

    E. 子宫肌瘤

3. 女性，33 岁，自然流产 2 次，月经规律，4 ~ 5 天/20 ~ 23 天，经量正常，妇科检查无异常。最可能的诊断是(　　　)

    A. 正常排卵性月经　　　　　　　B. 排卵期出血

    C. 黄体功能不足　　　　　　　　D. 黄体萎缩不全

    E. 无排卵型功血

4. 未婚女性，20 岁。主诉经期腹痛剧烈，于月经来潮时需服镇痛药并卧床休息。平时月经周期规律，基础体温呈双相。肛门检查：子宫前倾前屈、稍小、硬度正常，无压痛，两侧附件(-)，分泌物白色透明。本病例最可能的诊断是(　　　)

    A. 子宫内膜炎　　　B. 子宫腺肌病　　　C. 输卵管炎　　　D. 子宫肌瘤　　　E. 痛经

三、A3/A4 型题：

(第 1 ~ 2 题共用题干)

女性，48 岁，月经紊乱近半年，经量时多时少，周期无规律，此次出血近半个月就诊。妇科检查：子宫正常大小、软，诊断为无排卵型功血。(　　　)

1. 首选的止血方法是(　　　)

    A. 刮宫　　　B. 止血药　　　C. 孕激素 + 雌激素　　　D. 子宫内膜切除术　　　E. 雄激素

2. 护士采取的护理措施应除外(　　　)

    A. 做好手术止血准备　　　　　　B. 刮宫后的标本不用常规送病理检查

    C. 做好会阴护理　　　　　　　　D. 遵医嘱给抗生素预防感染

    E. 观察并记录生命体征及出血量

【参考答案】

一、A1 型题

1. B　2. C　3. C　4. B　5. E　6. B　7. D　8. C　9. D　10. D

二、A2 型题

1. D　2. B　3. C　4. E

三、A3/A4 型题

1. A　2. B

第十六章　妊娠滋养细胞疾病患者的护理

【练习题】

一、A1 型题：

1. 葡萄胎确诊后的治疗原则是(　　　)

    A. 刮宫术　　　　　　　　　　　B. 及时清除宫腔内容物

C. 预防性化疗　　　　　　　　　D. 子宫切除术

E. 缩宫素静滴引产

2. 葡萄胎患者随访时间至少（　　　）

A. 半年　　　B.1 年　　　C.2 年　　　D.3 年　　　E.4 年

3. 侵蚀性葡萄胎与绒毛膜癌的主要鉴别要点是（　）

A. 继发良性葡萄胎后的时间　　　　B. 症状较

C. 体内 HCG 浓度高低　　　　　　D. 有无黄素囊肿

E. 病理切片中有无绒毛结构

4. 处理良性葡萄胎患者时，下述哪项不正确（　　　）

A. 一旦确诊，即行吸宫术

B. 吸宫术中预防子宫穿孔

C.40 岁以上怀疑癌变者考虑行全子宫切除术

D. 应取水泡送病理检查

E. 均作预防性化疗

5. 侵蚀性葡萄胎及绒癌最好的治疗方法是（　　　）

A. 单纯化疗　　　　　　　　　B. 单纯化疗

C. 手术 + 放疗　　　　　　　　D. 化疗为主，手术为铺

E. 免疫治疗

6. 化疗前需要准确测量患者体重的理由是（　　　）

A. 精确计算输入量　　　　　　B. 精确计算药物剂量

C. 精确计算患者饮食需要量　　D. 精确计算补液量

E. 确定化疗的疗效

7. 葡萄胎随访检查最重要的是（　　　）

A. 盆腔检查　　　　　　　　　B. X 线胸片

C. 妇科检查　　　　　　　　　D. B 型超声，CT 检查脑转移情况

E. 血、尿 HCG 含量

8. 葡萄胎术后随访的主要目的是（　　　）

A. 及早发现妊娠　　　　　　　B. 及早发现恶变

C. 了解盆腔恢复情况　　　　　D. 指导避孕

E. 检查清宫是否彻底

9. 滋养细胞疾病共同病理变化特点是（　　　）

A. 以血行转移为主　　　　　　B. 病变局限在宫腔内

C. 滋养细胞呈不同程度增生　　D. 保持完整的绒毛结构

E. 侵蚀子宫肌层

10. 对化疗患者实行保护性隔离，主要预防（　　　）

A. 消化道反应　　B. 口腔溃疡　　C. 腹泻　　D. 感染　　E. 心、肺、肾损害

二、A2 型题：

1.26 岁妇女、停经 12 周，阴道不规则流血 10 余天，量不多暗红色，血中伴有小水泡物。妇查：血压 150/90mmHg，子宫前倾，如孕 4 个月大，两侧附件可触及鹅卵大、囊性、活动良

好、表面光滑的肿物。本病例最可能的诊断是(　　　)

    A. 双胎妊娠   B. 妊娠合并子宫肌瘤

    C. 妊娠合并卵巢囊肿   D. 先兆流产

    E. 葡萄胎

    2. 李女士，38 岁，G2P1，葡萄胎清宫术后 3 个月，咳嗽、咯血，阴道不规则流血，子宫如妊娠 2 个月大。实验室检查：血 HCG 水平高。最可能的诊断是(　　　)

    A. 再次葡萄胎   B. 绒癌   C. 侵蚀性葡萄胎   D. 宫外孕   E. 肺结核

    3. 在手术切除的标本病理检查中，发现子宫肌层及输卵管中有滋养细胞并显著增生成团块状；细胞大小，形态均不一致；有出血及坏死；但绒毛结构完整。最可能的诊断为(　　　)

    A. 葡萄胎   B. 侵蚀性葡萄   C. 绒毛膜癌   D. 子宫体癌   E. 卵巢肿瘤

【参考答案】

一、A1 型选择题

1. B 2. C 3. E 4. E 5. D 6. B 7. E 8. B 9. C 10. D

二、A2 型选择题

1. E 2. C 3. B

第十七章　妇科其他疾病患者的护理

【练习题】

一、A1 型题：

1. 为了减轻伤口疼痛，子宫内膜异位症患者术后卧位应为：(　　　)

    A. 侧卧位   B. 俯卧位   C. 中凹位   D. 半卧位   E. 头高足低位

2. 子宫内膜异位症患者采用性激素治疗的主要目的是(　　　)

    A. 减轻痛经程度   B. 抑制内膜增生

    C. 镇静、止痛对症治疗   D. 促进排卵

    E. 调节月经周期

3. 子宫内膜异位症常发生的部位是(　　　)

    A. 子宫肌层   B. 卵巢   C. 子宫骶骨韧带   D. 子宫直肠凹陷   E. 腹腔瘢痕内

4. 有关子宫内膜异位症，下述哪项是错的(　　　)

    A. 子宫内膜组织生长在子宫以外，称子宫内膜异位症

    B. 分内在性与外在性两种   C. 多发生于 30～40 岁的妇女

    D. 绝经后异位内膜可萎缩   E. 用药物控制排卵，可缓解疼痛

5. 有关子宫内膜异位症患者的临床表现错误的是(　　　)

    A. 经前一天疼痛最严重   B. 患者可以表现为月经过多、周期延长

    C. 有 40% 的患者表现为不孕   D. 痛经症状通常在月经来潮前 1～2 天开始

    E. 可以引起性交疼痛

6. 子宫内膜异位症的临床特点是(　　　)

A. 继发性和进行性痛经　　　　　　B. 不影响受孕

C. 多发生于 12 岁以下　　　　　　D. 腹痛发生在月经来潮的第 3~5 天

E. 病灶局限于盆腔

7. 导致女方继发性不孕最常见的因素是(　　)

A. 卵巢不排卵　　　　　　　　　　B. 输卵管炎引起的输卵管阻塞

C. 子宫发育不良　　　　　　　　　D. 慢性宫颈炎

E. 阴道横隔

8. 不孕症伴有痛经的妇女常发生(　　)

A. 多囊卵巢综合征　　　　　　　　B. 子宫内膜异位症

C. 子宫内膜结核　　　　　　　　　D. 子宫肌瘤

E. 卵巢肿瘤

二、A2 型题:

1. 女性 50 岁,子宫内膜异位症患者,症状和盆腔病变均较严重,影响工作和生活,肝功能轻度异常,应选择的治疗方法是(　　)

A. 随访观察　　　　　　　　　　　B. 激素治疗

C. 切除盆腔病灶　　　　　　　　　D. 切除子宫

E. 切除子宫、双侧附件及盆腔内所有异位内膜病灶

2. 某女,38 岁,近两年来经期腹痛并逐渐加重。妇科检查:右侧附件区可触及 7 cm×8 cm 囊性肿物,张力高,活动度差,有压痛。一年前肿块直径约 3.5 cm×4.8 cm。最可能的诊断是(　　)

A. 慢性盆腔炎　　　　　　　　　　B. 结核性盆腔炎

C. 卵巢良性肿瘤　　　　　　　　　D. 卵巢恶性肿瘤

E. 卵巢子宫内膜异位囊肿

3. 患者女性,38 岁,体检时发现子宫脱出,膀胱及直肠膨出。诊断为子宫脱垂,患者非常紧张询问护士,护士告知与发生子宫脱垂无关的是(　　)

A. 多产　　B. 产伤　　C. 产后过早参加体力劳动　　D. 习惯性便秘　　E. 手取胎盘

三、A3/A4 型题:

患者女性,38 岁,孕 2 产 1,2 年前产钳助产分娩,长时间站立、下蹲后腰背酸痛有下坠感,清洗外阴可及一肿物。妇科检查:可看见宫颈已脱出阴道口,宫体仍在阴道内。

1. 诊断为子宫脱垂几度(　　)

A. 子宫脱垂 I 度轻型　　　　　　B. 子宫脱垂 I 度重型

C. 子宫脱垂 II 度轻型　　　　　　D. 子宫脱垂 II 度重型

E. 子宫脱垂 III 度

2. 术后患者适宜的卧位为(　　)

A. 半坐位　　B. 截石位　　C. 平卧位　　D. 侧卧位　　E. 俯卧位

3. 护士指导患者盆底肌肉组织锻炼的方法为(　　)

A. 下肢运动　　B. 收缩肛门的运动　　C. 仰卧起坐　　D. 俯卧撑　　E. 上肢运动

四、B 型题:

(1~5 题共用备选答案)

A. 平卧位　　　B. 半坐卧位　　　C. 端坐位　　　D. 俯卧位　　　E. 膀胱截石位

1. 急性盆腔炎患者宜采取(　　　)

2. 子宫脱垂术后患者宜采取(　　　)

3. 阴道前后壁修补术后患者适宜采取(　　　)

4. 瘘口在膀胱后底部的膀胱阴道瘘修补术后第一日，患者宜采取的卧位(　　　)

5. 输卵管妊娠破裂行一侧附件切除术后第 1 日，患者宜采取的卧位(　　　)

【参考答案】

一、A1 型选择题

1. D　2. A　3. B　4. A　5. A　6. A　7. B　8. B

二、A2 型选择题

1. E　2. E　3. E

三、A3/A4 型选择题

1. C　2. C　3. B

四、B 型选择题

1. B　2. A　3. A　4. D　5. B

第十八章　计划生育妇女的护理及妇女保健

【练习题】

一、A1 型题：

1. 输卵管结扎术的结扎部位是输卵管的(　　　)

A. 间质部　　　B. 峡部　　　C. 壶腹部　　　D. 伞部　　　E. 漏斗部

2. 口服第一片短效口服避孕药的时间一般为(　　　)

A. 月经来潮前第 5 天　　　　　　B. 月经来潮的第 5 天

C. 月经来潮的第 10 天　　　　　　D. 性生活前 8 小时

E. 月经来潮前第 10 天

3. 最适宜放置宫内节育器的时间是(　　　)

A. 月经干净后 10～14 天　　　　　B. 人流术后立即放置

C. 产后一般满 30 天　　　　　　　D. 剖宫产后哺乳期

E. 哺乳期随时都可以放置

4. 吸宫术后注意事项，不正确的是(　　　)

A. 术毕，应在休息室休息 1～2 小时　　B. 2 周或阴道流血未净前禁止盆浴

C. 半个月内禁止性生活　　　　　　D. 保持外阴清洁

E. 持续阴道流血 10 天以上，须及时复诊

5. 避孕失败后最常用的补救措施是(　　　)

A. 服用避孕药　　　　　　　　　B. 放置宫内节育器

C. 人工流产　　　　　　　　　　D. 引产

E. 绝育术

6. 不属于人工流产的禁忌证的是( )

A. 各种急性传染病或严重全身疾病　　　B. 急性生殖器炎症

C. 妊娠剧吐, 酸中毒未纠正　　　　　　D. 宫内有节育器

E. 术前体温高于 37.5℃

7. 下列不属于避孕药物不良反应的是( )

A. 类早孕反应　　B. 月经量减少　　C. 闭经　　　D. 突破性出血　　　E. 色素沉着

8. 若漏服短效避孕药, 补服的时间应在( )

A. 2 小时内　　B. 6 小时内　　C. 12 小时内　　D. 1 天内　　E. 2 天内

9. 下列哪一项不属于放置宫内节育器的并发症( )

A. 节育器脱落　　B. 感染　　C. 带环妊娠　　D. 子宫穿孔　　E. 子宫血肿

10. 哺乳期妇女适宜的避孕措施为( )

A. 服用探亲避孕片 1 号　　　　　　B. 服用探亲避孕丸

C. 放置宫内节育器　　　　　　　　D. 注射长效针剂

E. 服用复方长效避孕药

二、A2 型题:

1. 患者, 女, 23 岁, 妊娠 48 天, 拟行吸宫术, 护士向该女士进行术后宣教, 以下正确的是( )

A. 有腹痛或出血多者, 应随时就诊　　　B. 术后应留院观察 1 天

C. 1 周内禁止性生活和盆浴　　　　　　D. 术后休息 1 周

E. 阴道流血期间每天坐浴

2. 患者, 女, 29 岁, 因哺乳期妊娠行人工流产术, 术中突然腹痛、面色苍白, 手术者感觉宫底变深, 可能的并发症为( )

A. 术后感染　　　　　　　　B. 人工流产综合征

C. 吸宫不全　　　　　　　　D. 羊水栓塞

E. 子宫穿孔

3. 29 岁妇女, 婚后一直服用短效口服避孕药, 因计划怀孕来院咨询, 应指导其停药后多长时间受孕( )

A. 随时　　B. 1 周　　C. 1 个月　　D. 2 个月　　E. 6 个月

三、B 型题:

(1 ~ 4 题共用备选答案)

A. 妊娠 7 周内　　　　　　　B. 妊娠 10 周内

C. 妊娠 10 ~ 14 周　　　　　D. 妊娠 15 ~ 24 周

E. 妊娠 25 ~ 28 周

1. 吸宫术适用于( )

2. 药物流产适用于( )

3. 利凡诺引产术适用于( )

4. 钳刮术适用于( )

【参考答案】

一、A1 型题

1.B 2.B 3.B 4.C 5.C 6.D 7.B 8.C 9.E 10.C

二、A2 型题

1.A 2.E 3.E

三、B 型题

1.B 2.A 3.D 4.C

第十九章 妇产科手术护理配合

【练习题】

一、A1 型题：

1.会阴切开缝合术时使用普鲁卡因的浓度是(   )

A.0.1%   B.0.2%   C.0.3%   D.1%   E.0.5%

2.会阴侧切术切口的长度一般为(   )

A.1~2 cm   B.2.5~3 cm   C.3~5 cm   D.5.5~6 cm   E.6.5~7 cm

3.会阴侧切开的角度一般为(   )

A.20°   B.35°   C.40°   D.45°   E.60°

4.会阴侧切术后的护理，以下哪项不正确(   )

A.保持外阴清洁、干燥   B.患者尽可能患侧卧位

C.正常拆线 3~5 天   D.术后每天观察伤口情况，发现异常及时处理

E.外阴伤口肿胀局部可用 50%硫酸镁溶液湿热敷

5.采取会阴切开缝合术的产妇，术后的卧位是(   )

A.患侧卧位   B.健侧卧位   C.半坐卧位   D.头低足高位   E.俯卧位

6.行会阴侧切缝合术时，若会阴高度膨隆，剪开的角度可为(   )

A.30°~35°   B.40°~50°   C.50°~55°   D.60°~70°   E.80°~85°

二、A3/A4 型题：

(1~2 题共用题干)

28 岁妇女，妊娠 38 周，行左侧会阴切开术分娩。

1.该产妇术后的护理不正确的是(   )

A.保持外阴清洁   B.嘱产妇左侧卧位休息

C.用碘伏棉球擦洗会阴，每日 2 次   D.大便后擦洗会阴

E.及时更换会阴垫

2.产后 3 天，护理评估时发现会阴切口处水肿，有轻压痛。此时应采取的护理措施是(   )

A.绝对卧床休息   B.流质饮食

C.床脚抬高   D.药液温水坐浴

E. 用50%硫酸镁湿热敷

【参考答案】

一、A1 型选择题

1. E　2. C　3. D　4. B　5. B　6. D

二、A3/A4 型选择题

1. B　2. E

第二十章　妇产科常用护理操作

【练习题】

一、A1 型题:

1. 会阴湿热敷常用药液是(　　　　)

A. 50%硫酸镁 　　　　　　　　　B. 95%乙醇

C. 1%乳酸溶液 　　　　　　　　　D. 4%碳酸氢钠溶液

E. 0.5%醋酸溶液

2. 会阴湿热敷的目的不包括(　　　)

A. 保持会阴清洁 　　　　　　　　B. 促进局部血液循环

C. 增加局部白细胞功能 　　　　　D. 使脓肿局限

E. 使局部组织修复

3. 不适合阴道冲洗的是(　　　)

A. 慢性子宫颈炎 　　　　　　　　B. 急性盆腔炎

C. 阴道炎局部治疗 　　　　　　　D. 经腹全子宫切除术的术前准备

E. 盆腔内放疗前的准备

4. 阴道灌洗的用药准备中,不包括(　　　)

A. 1:5000 高锰酸钾溶液 　　　　　B. 5:1000 碘伏溶液

C. 2%~4%碳酸氢钠溶液 　　　　　D. 1%乳酸溶液

E. 3%醋酸溶液

5. 阴道灌洗液的一次用量为(　　　)

A. 200~300 mL 　　　　　　　　B. 300~400 mL

C. 400~500 mL 　　　　　　　　D. 500~600 mL

E. 500~1000 mL

6. 阴道灌洗的操作护理中,错误的是(　　　)

A. 患者取膀胱截石位 　　　　　　B. 灌洗筒距床沿距离不超过70 cm

C. 温度41℃~43℃ 　　　　　　　D. 备灌洗液500~1000 mL

E. 先冲洗外阴,再灌洗阴道

7. 阴道、宫颈上药治疗滴虫性阴道炎的疗程是(　　　)

A. 4~7 天　　　　B. 7 天　　　　C. 7~10 天　　　　D. 10~12 天　　　　E. 14 天

8. 坐浴一般浸泡时间是（　　）

A. 10~15 分钟　　B. 5~10 分钟　　C. 20~30 分钟　　D. 5~8 分钟　　E. 40~60 分钟

9. 下列哪种情况不适合坐浴（　　）

A. 外阴炎　　　B. 尿道炎　　　C. 宫颈炎　　　D. 前庭大腺炎　　　E. 外阴瘙痒

10. 关于穹隆上药的注意事项，下述不正确的是（　　）

A. 适应于阴道炎及宫颈炎患者　　　　　B. 患者可自行放置

C. 临睡前放置　　　　　　　　　　　　D. 上药前须洗净双手

E. 将药物塞入阴道内即可发挥作用

二、A3／A4 型题：

（1~2 题共用题干）

54 岁已婚妇女，1 周前游泳后出现白带增多伴外阴痒就诊。检查：外阴皮肤有抓痕，阴道窥阴器检查见阴道后穹隆处有多量稀薄泡沫状分泌物，阴道黏膜有多个散在红色斑点。

1. 患者初步诊断为（　　）

A. 念珠菌性阴道炎　　　　　　　B. 滴虫性阴道炎

C. 细菌性阴道炎　　　　　　　　D. 老年性阴道炎

E. 慢性宫颈炎

2. 护士为之进行阴道冲洗上药，选择的阴道冲洗液为（　　）

A. 1% 乳酸溶液　　　　　　　　B. 2%~4% 碳酸氢钠溶液

C. 1:8000 的高锰酸钾溶液　　　D. 生理盐水

E. 温水

三、B 型题：

（1~4 题共用备选答案）

A. 30℃左右　　B. 35℃左右　　C. 38℃~41℃　　D. 41℃~43℃　　E. 41℃~48℃

1. 坐浴液的温度宜为（　　）

2. 会阴湿热敷的温度宜为（　　）

3. 阴道灌洗液的准备温度宜为（　　）

4. 阴道灌洗时，灌洗液的最佳温度是（　　）

【参考答案】

一、A1 型题

1. A　2. A　3. B　4. E　5. E　6. E　7. C　8. C　9. C　10. E

二、A3／A4 型题

1. B　2. A

三、B 型题

1. D　2. E　3. D　4. C

图书在版编目(CIP)数据

妇产科护理学实训指导 / 简萍, 王娴主编. —长
沙: 中南大学出版社, 2020.8
　ISBN 978-7-5487-0646-5

　Ⅰ.①妇… Ⅱ.①简… ②王… Ⅲ.①妇产科学—护
理学—高等职业教育—教学参考资料 Ⅳ.①R473.71

　中国版本图书馆 CIP 数据核字(2020)第 106131 号

妇产科护理学实训指导
FUCHANKE HULIXUE SHIXUN ZHIDAO

主编　简萍　王娴

□**责任编辑**	李　娴	
□**责任印制**	易红卫	
□**出版发行**	中南大学出版社	
	社址: 长沙市麓山南路	邮编: 410083
	发行科电话: 0731-88876770	传真: 0731-88710482
□**印　　装**	长沙市宏发印刷有限公司	

□**开　　本**	787 mm×1092 mm　1/16	□**印张** 9.5	□**字数** 240 千字		
□**版　　次**	2020 年 8 月第 1 版　□2020 年 8 月第 1 次印刷				
□**书　　号**	ISBN 978-7-5487-0646-5				
□**定　　价**	30.00 元				